AS CARTAS DO CAMINHO

O CAMINHO DE SANTIAGO CRUZOU MINHA VIDA E EU MUDEI A DIREÇÃO

BASEADO EM FATOS REAIS

Editora Appris Ltda.
1.ª Edição - Copyright© 2024 dos autores
Direitos de Edição Reservados à Editora Appris Ltda.

Catalogação na Fonte
Elaborado por: Josefina A. S. Guedes
Bibliotecária CRB 9/870

G389c
2024
	Góes, Denise Dotti
	    As cartas do caminho: o caminho de Santiago cruzou minha vida e eu mudei a direção: baseado em fatos reais / Denise Dotti Góes. – 1. ed. – Curitiba: Appris, 2024.
	    158 p. ; 23 cm.
	
	    ISBN 978-65-250-5912-9
	
	    1. Memória autobiográfica. 2. Santiago de Compostela (Espanha). 3. Deus. I. Título.
	
	                                                                 CDD – 808.06692

Livro de acordo com a normalização técnica da ABNT

Appris
editora

Editora e Livraria Appris Ltda.
Av. Manoel Ribas, 2265 – Mercês
Curitiba/PR – CEP: 80810-002
Tel. (41) 3156 - 4731
www.editoraappris.com.br

Printed in Brazil
Impresso no Brasil

DENISE DOTTI GÓES

AS CARTAS DO CAMINHO

O CAMINHO DE SANTIAGO CRUZOU MINHA VIDA E EU MUDEI A DIREÇÃO

BASEADO EM FATOS REAIS

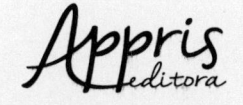

FICHA TÉCNICA

EDITORIAL — Augusto V. de A. Coelho
Sara C. de Andrade Coelho

COMITÊ EDITORIAL — Marli Caetano
Andréa Barbosa Gouveia - UFPR
Edmeire C. Pereira - UFPR
Iraneide da Silva - UFC
Jacques de Lima Ferreira - UP

SUPERVISOR DA PRODUÇÃO — Renata Cristina Lopes Miccelli

PRODUÇÃOEDITORIAL — Bruna Holmen

REVISÃO — Katine Walmrath

DIAGRAMAÇÃO — Maria Vitória Ribeiro Kosake

CAPA — Eneo Lage

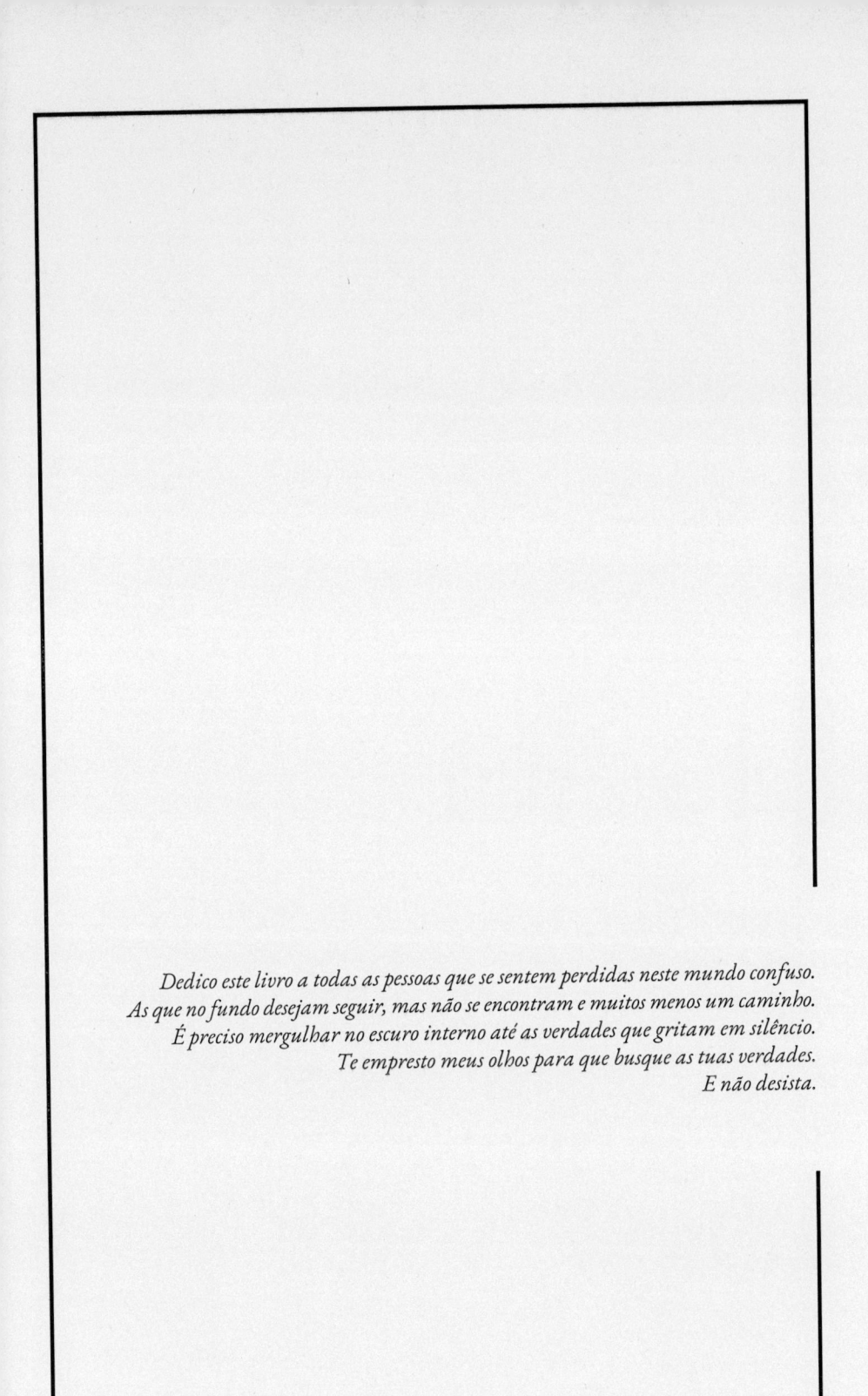

Dedico este livro a todas as pessoas que se sentem perdidas neste mundo confuso.
As que no fundo desejam seguir, mas não se encontram e muitos menos um caminho.
É preciso mergulhar no escuro interno até as verdades que gritam em silêncio.
Te empresto meus olhos para que busque as tuas verdades.
E não desista.

AGRADECIMENTOS

Agradeço a Deus por confiar em mim e acreditar que eu merecia seu auxílio.

Às pessoas que escolhi para estarem próximas e compartilhar comigo as alegrias e angústias antes e depois de toda esta transformação e que se mantiveram firmes em amor e amizade. Certamente nossas histórias não terão mais fim.

E, principalmente, aos meus filhos, Amanda Góes dos Anjos e Pedro Henrique Góes dos Anjos, por nunca se cansarem de repetir que eu sou a melhor mãe que consigo ser. Vocês me deram muito mais do eu seria capaz de sonhar. Obrigada por serem âncoras neste mar tão revolto.

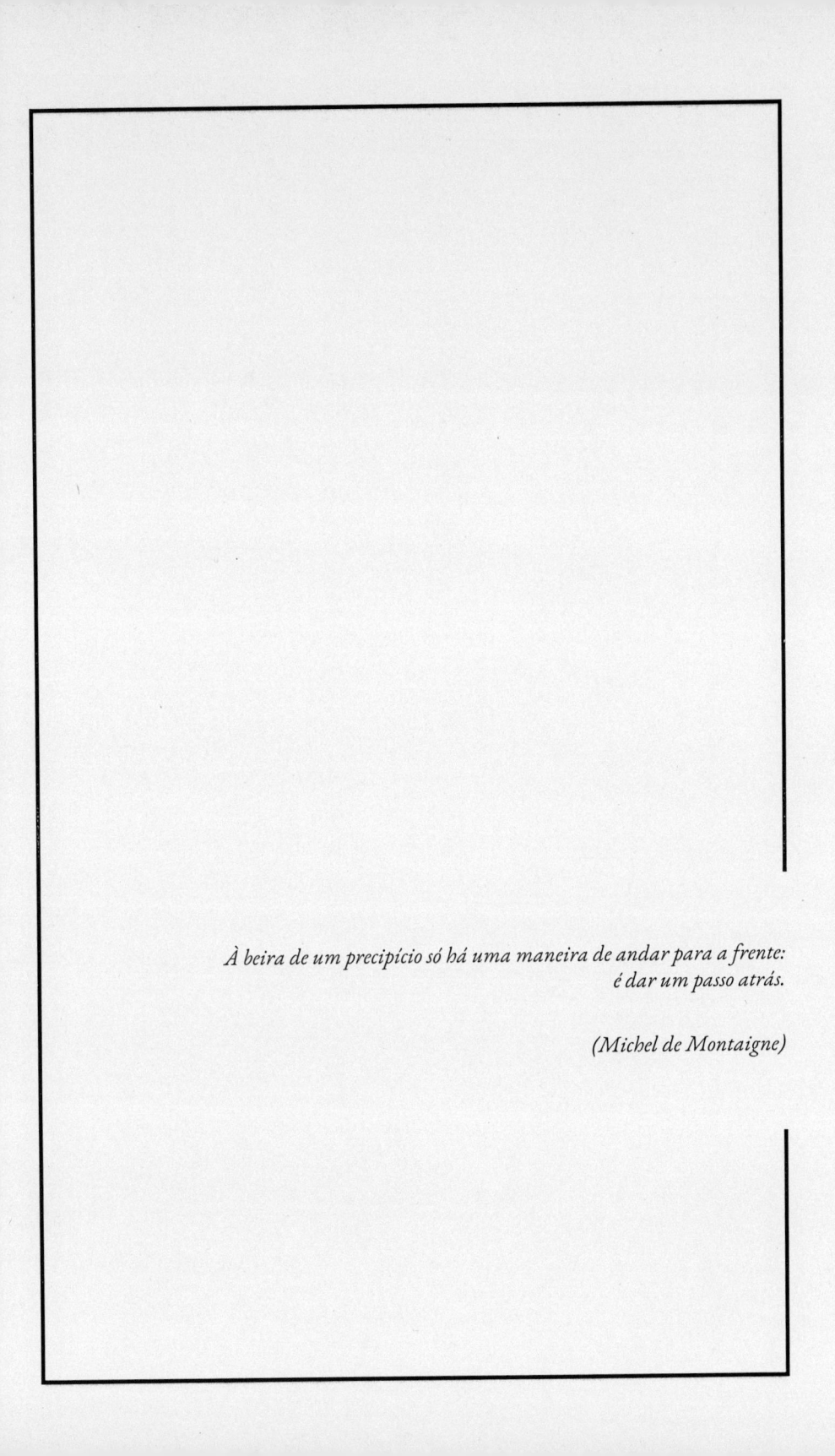

À beira de um precipício só há uma maneira de andar para a frente: é dar um passo atrás.

(Michel de Montaigne)

APRESENTAÇÃO

Naquele dia, no banco ao lado da porta da igreja, perguntei se ele estava disposto a me dar cinco meses da sua vida.

Foi uma proposta quase que comercial, mas naquele momento o pano de fundo era uma paixão, sem dúvida, avassaladora. História de livro.

Há muitos anos, eu sonhava em fazer o Caminho de Santiago de Compostela. Mas minha intensidade jamais me permitiria fazer menos do que o percurso completo. Eu queria fazer o Caminho Francês, quase 800km feitos a pé, carregando minha mochila. Esse era o plano.

Sempre me achei muito dependente e medrosa, incapaz de fazer qualquer coisa sozinha.

Eu esperava o dia em que encontraria alguém que se dispusesse a fazê-lo comigo.

Ciente não só do custo, mas também do tempo necessário, tanto para a preparação quanto para os, no mínimo, 35 dias para completá-lo. Era como esperar um alinhamento dos astros.

E esse sonho não era só um antigo sonho adormecido. Era algo latente em mim. E por vezes a única coisa capaz de me fazer imaginar um futuro.

Tive fases em que me sentia tão descrente de tudo, da vida, que apenas a realização de algo assim grandioso parecia dar algum sentido para continuar. E às vezes nem isso.

Sentia-me no fundo de um poço horrível, um buraco sem água, sem ar, sem luz e nem esperança. E mais uma vez decidi que não valia a pena viver.

Não suportava minhas dores, mesmo sabendo que eram pequenas diante dos problemas que eu via à minha volta.

Sabia que na verdade eu era fraca e despreparada para aquela vida.

Foi numa tarde de outubro. Senti um desespero muito grande, e a vontade de me livrar daquele sentimento era tão grande, que eu seria capaz de rasgar meu peito para arrancar aquilo de mim.

Era tão forte dentro, que acabou saindo sozinho.

Um grito de desespero, um choro compulsivo me atirou de joelhos ao chão. Clamei por alguém que pudesse me ouvir. Chamei por um Deus em que eu já não acreditava.

Pedi uma prova do seu amor. Implorei por ajuda.

Eu não queria nunca mais sentir o que estava sentindo e sabia que ou acabava com esse sentimento, ou ele acabaria comigo. Pedi por uma vida, por uma companhia, por amor.

O choro foi diminuindo e comecei a ter uma conversa com Deus. Na possibilidade de Ele estar me ouvindo, falei tudo que me angustiava, as coisas que tinham passado e como eu queria que fosse dali pra frente.

Foi uma conversa longa, sem economia de palavras, dei muitos detalhes. Hoje sei que Ele de fato estava me ouvindo. Acho que esqueci de pedir coisas óbvias. Mas recebi tudo que pedi.

Naquela conversa na porta da igreja eu estava apaixonada e não avaliei muito bem as coisas.

O Mateus era um homem lindo e tinha todos os atributos que pedi.

Seria o alinhamento dos astros? De quase todos.

Mas não tenho dúvida de que fui agraciada pelo criador.

SUMÁRIO

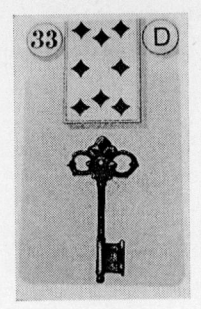

ABRINDO O JOGO 1

Quando decidi fazer a viagem, você foi uma das primeiras pessoas a ficar sabendo e uma das poucas que teve a coragem de me perguntar se eu estava segura de que deveria fazê-la acompanhada e principalmente se eu não estava me precipitando.

A viagem aconteceu e apesar do nosso pouco contato, por minha escolha, não só durante a viagem, como nesses meses que já se passaram depois do meu retorno, senti tua falta. Trocamos poucas mensagens. E você sabia que eu não estava bem, mas como sempre você respeitou o meu momento e me aguardou pacientemente. Quero que saiba que me afastei de todos. As poucas mensagens que troquei foram frias. Eu não conseguia fingir que estava tudo bem e não conseguia naquele momento entender, muito menos explicar o que estava acontecendo. Pensei muitas vezes em desistir, mas eu não podia. Tudo o que aconteceu, toda essa experiência mudou tudo em mim. Não posso dizer que estou recuperada, mas hoje me sinto capaz de começar a contar essa história. Uma história de dor, de amor, de sonho, fantasia, coisas sobrenaturais, inexplicáveis e transformadoras. Tem coisas que sei o quanto serão difíceis. Será como materializar a dor. E esse foi o motivo de eu ter precisado desse tempo. Eu não queria olhar para muitas coisas. E o que eu mais temia é o que estou enfrentando aqui nestas linhas que começo a escrever. Responder à pergunta que sei que você certamente também está aguardando para me fazer. Como foi a viagem a Santiago de Compostela?

O começo da resposta é fácil. O Caminho foi incrível. Realmente místico. Talvez você já tenha ouvido alguma história sobre ele.

Os pioneiros seguiram a formação das estrelas no século IX. Hoje a cidade é conhecida como capital espiritual do mundo. E quem faz o percurso até lá recebe uma indulgência por seus pecados. Tenho tantas coisas para te contar.

Poderíamos tomar um café qualquer dia para conversarmos.

Posso te mostrar as fotos. Uma mais incrível que a outra. E isso que eu nem estava com uma câmera profissional, capturei tudo com o celular.

Escolhi os melhores ângulos da paisagem. Você certamente vendo-as dirá que foi linda a viagem. Quero te contar as experiências que tive, uma mais interessante do que a outra, algumas até difíceis de acreditar.

Mas vou precisar de tempo para me abrir com você e falar como me senti com todos esses acontecimentos, falar como tudo me tocou ao longo desse caminho. Hoje sei que ele começou muito antes desta viagem.

Você poderá até achar que foi triste depois que ficar sabendo, mas vai concordar comigo, foi um grande aprendizado.

Não sei se nesse tempo de um café será suficiente. Também não tenho ideia de quando poderemos nos encontrar e, pensando bem, o melhor é que eu continue te escrevendo. Te contarei tudo e te enviarei assim, em cartas, pois cartas pedem esse tempo que ainda preciso para me ler nessa história.

Antes que comece a próxima, preciso esclarecer que mesmo que leia todas as cartas que eu te enviar, ainda assim não saberá da história inteira.

Assim como o Caminho, a vida é feita de muitas partes, boas, ruins, bonitas e feias. E cada um a enxerga de uma forma e interpreta segundo o seu interior. Ao findar a leitura saberá aquilo que puder entender. Terá então a tua versão, da minha história.

A esta, seguirá apenas a minha versão dos fatos para você.

Com carinho,

Denise Góes

Vamos marcar o café. E então você me conta o que achou da história, ok?

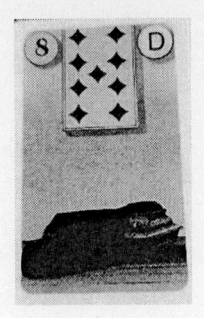

DERROTA 2

O desejo de caminhar até Compostela nasceu de alguma leitura ou reportagem na qual fiquei sabendo de sua existência, há bem mais de 15 anos. Mas o que me motivou mesmo foi a enorme vontade que eu sentia de sumir. Eu queria desaparecer daquele mundo em que eu vivia, deixar de conviver com certas situações que me machucavam. E o desejo era abrir a porta de casa e sair caminhando, porém movida ou desmotivada pela depressão, eu pensava muitas vezes em sair sem rumo. Então, se fosse para eu escolher um ponto de partida para te contar como fui parar em Santiago de Compostela, sem dúvida, eu diria que o ponto de partida foi a depressão.

Foi há exatamente 15 anos, meus filhos eram pequenos, eu estava no meu segundo casamento, morava em um condomínio de luxo, no bairro mais rico da minha cidade, aparentemente não me faltava nada. E pequenas mudanças nem sempre são rapidamente percebidas. Às vezes, só o acúmulo de várias pequenas mudanças para chamar a nossa atenção. E de repente, me dei conta de que eu estava diferente. Sem ânimo, sem vontade, saía da cama para realizar o que ninguém nunca iria realizar no meu lugar, que era ser mãe. Era o que eu fazia. Eu me levantava muito cedo para servir o café, levava-os para o colégio e voltava para casa, e a cama era o único lugar em que eu queria estar. Nessa época, eles passavam o dia todo no colégio. Eu só voltava a levantar no horário de buscá-los e depois preparava o jantar. Levei um tempo para perceber que aquilo não era normal, não era cansaço. Eu tinha tudo o que eu precisava, tinha alguém ao meu lado que me cuidava, me protegia.

Eu me sentia amada. Tinha os meus filhos, que eram tudo para mim, mas não me sentia feliz. Foi quando procurei uma psicóloga pela primeira vez. Ela me encaminhou para um psiquiatra. Fiz um tratamento durante seis meses e as coisas gradativamente foram voltando ao normal.

Nunca deixei de fazer terapia, mas infelizmente três anos depois voltei a sentir tudo aquilo e muito, muito mais. E o que vou te contar agora é a parte da história que mais lamento, que mais me custa externalizar.

Eu vivia uma vida de princesa, tínhamos recém mudado para nossa casa, construída de acordo com o desenho que eu mesma fiz. Tinha tudo aquilo que eu queria que ela tivesse. Era simplesmente perfeita, num lugar perfeito, com a vista perfeita. Eu tinha dinheiro para comprar quase tudo o que eu quisesse, ainda que eu não quisesse muito.

Viagens, restaurantes, roupas, carros e nada, nada daquilo me interessava. Eu olhava em volta e me sentia pequena. Eu não conseguia me sentir feliz. Eu não tinha amigos, eu não tinha uma vida social. Poucas pessoas me visitavam. Ouvi, algumas vezes, que as pessoas não se sentiam bem na minha casa por ser muito chique. Isso me machucava, eu era a mesma pessoa. Sentia-me vazia, as coisas materiais não me preenchiam. Comecei a me sentir sem importância e cheguei a acreditar que não faria diferença estar ou não ali. E depois cheguei à conclusão de que não faria diferença estar ou não, onde quer que fosse. Eu não queria mais viver. Aconteceu a primeira tentativa de suicídio.

Naquela época, ninguém ficou sabendo, eu sobrevivi sozinha e mudei minha vida da noite para o dia, sem dar muitas explicações, pois me envergonharia de contar pelo que havia passado. Deixei a vida que me levava e passei a levar a vida de forma muito mais simples. Voltei a trabalhar, pagar aluguel, cheguei a acreditar que aquela antiga realidade era o que me adoecia. Voltei a dar aula em tempo integral e assumi muitas responsabilidades. Aparentemente tudo normal, até começar a ter crises de pânico, inclusive dentro de sala de aula. Entendi que eu não estava bem. O tempo passando e eu oscilando entre lutas e fugas. E assim, outras três tentativas de acabar com tudo, sem contar a quarta que minha psicóloga disse acreditar que foi apenas na intenção de dormir e que não iria comunicar minha família. Mas me alertou que de tanto tentar, uma hora eu iria conseguir. Aquelas palavras significaram muito. Mas não me impediram de ter outra recaída.

E foi na iminência da quinta tentativa que felizmente matei a minha velha versão. Versão essa da qual jamais quero ter qualquer aproximação. A nova pessoa que nasceu ali engatinhou por alguns meses e deu seus primeiros passos no caminho rumo a Santiago.

Deus não pode impedir o mal, pois este vem do livre-arbítrio. Mas Deus é tão poderoso, que pode transformar qualquer coisa em algo bom.

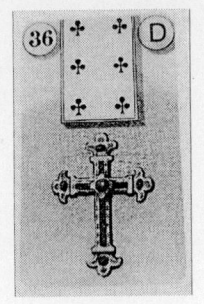

ASES DA VIDA 3

A fé sem dúvida foi o remédio mais poderoso que eu usei, mas antes de experimentar o que seria a minha salvação, testei muitos medicamentos. Cada droga que entrava em meu corpo reagia de uma forma, tinha um tempo para adaptação e nem sempre o resultado era o esperado. Eu fui associando remédios e cada vez aumentando mais a dosagem e, por consequência, seus efeitos colaterais também aumentavam. Felizmente sempre tive a consciência de que doença é sintoma, e não o problema. Eu precisava encontrar a causa de tudo aquilo. Juntamente com o tratamento, medicamentos e terapias, estudei muito sobre o assunto e mergulhei fundo no autoconhecimento. Eu fui atrás da minha história, da minha infância, das dores, principalmente as do meu inconsciente. Aprendi a importância do exercício físico para a saúde mental e que a alimentação está intimamente ligada aos nossos sentimentos. O autocuidado e a autopreservação que ninguém vai ter por nós. Somos responsáveis por tudo que nos acontece. Porém, a vida não é linear, muito menos para uma pessoa com transtorno de personalidade bipolar. Todo esse protocolo é para minimizar os danos.

Nessa busca acabei me esquecendo que, ainda que eu fosse responsável por mim e pela minha busca por esta estabilidade emocional, eu estava muito longe de ser autossuficiente. E essa foi a armadilha em que eu entrei. Achar que não precisava de apoio, que o mundo era cada um por si. (Risos.) Ninguém é forte o tempo todo. E num momento de fraqueza, me vi sozinha, desesperada, sem ninguém. Eu era só eu. E descobri que eu não era ninguém, eu estava lutando sozinha contra o mundo. E fui ferida.

Sentia que estava morrendo, a dor era insuportável. Eu sabia de onde vinham minhas dores, eu me cuidava, eu estava medicada, havia estudado sobre tudo que envolvia a depressão e nada daquilo me aliviava.

E a forma como eu tentava sair desses ciclos era fugindo, mudando de status, fosse no profissional ou no sentimental. Nunca aprendi a suportar, ultrapassar barreiras. Eu quebrava ciclos, sem perceber que outros se iniciavam.

Foi numa sexta-feira. Eu trabalhava no modelo home office. O dia custou a passar, chorei em cima do computador o dia todo. Às 17h encerrei meu expediente, deliguei o computador, o celular, fechei as cortinas e o blackout e passei aquela noite... (o dia que viria depois costumava ser o dia mais importante do ano para mim, era o dia do meu aniversário...) e o dia seguinte e a próxima noite no breu, chorando. O domingo amanheceu lá fora, mas eu não vi, eu não queria ver. E aquele foi o último dia daquela vida.

Se eu tinha chorado um balde nos últimos dois dias, acabei mergulhada nele. Foi num momento de desespero que procurei em volta algo que pudesse me aliviar. Há muito tempo que eu não tinha remédios em casa dos quais eu pudesse fazer uso indevido, então eu pensei numa faca, mas aquilo me causaria mais dor e tudo que eu queria era deixar de sentir dor. Eu estava num segundo, insuficiente, andar do prédio. E nada, nada que pudesse me arrancar aquilo do peito... foi no desespero que um grito saiu de dentro de mim e literalmente caí de joelhos no chão.

Eu implorei por ajuda para um Deus em que eu nem acreditava mais. Pedi que se ele realmente existisse e pudesse me ouvir que me salvasse de mim mesma. Fiquei ajoelhada por muito tempo em prantos. Meu desespero era tão grande, que eu soluçava, urrava, sentia uma dor muito forte, como se meu peito tivesse sido rasgado. Ele estava me ouvindo, hoje eu tenho a certeza disso.

O final do caminho é o mesmo para todos. Sempre ouvi que ou você chega pelo amor ou pela dor. Meu orgulho era o meu maior problema.

Meus problemas podiam ser mínimos, mas eu não era capaz de resolvê--los porque eu era ainda menor. E eu precisava reconhecer isso. Sem Deus eu não era nada e os meus problemas se tornavam enormes. Comecei a lamentar por tudo que eu já havia passado. Pensei na hora que se alguém estivesse me ouvindo, então deveria saber tudo o que eu estava sentindo. E eu falei. Contei tudo e fui muito além. Disse como eu gostaria que as coisas fossem, para que existisse um dali para a frente, o que eu esperava que acontecesse, falei, verbalizei e aos poucos fui me acalmando. A conversa foi longa. Falei de como me sentia sozinha e infeliz, o quanto desejava um novo relacionamento, e fiz uma lista, mas uma lista muito minuciosa de como teria que ser a pessoa para que eu me relacionasse. Esqueci de detalhes básicos, mas fiz o melhor que pude.

No final da conversa eu estava sentada no chão, como se estivesse conversando com um novo amigo muito acolhedor. Que ouviu com paciência e ainda me fez uma pergunta que ressoou em meu coração.

Você não quer mais viver, você acredita ser muito fraca para suportar o peso da sua vida, fez uma lista de como desejaria que fosse daqui para a frente... então me diga uma coisa, se fosse para você fazer uma última coisa na sua vida, o que seria?

Aquele sentimento me tomou de surpresa. Como assim uma última coisa? Parei, pensei.

Última coisa... Teria que ser algo realmente muito importante. Algo que considero grande.

Então senti uma chama se acender. Porque fui sincera, eu disse, olha, tem uma coisa que há muito tempo penso. Seria um feito grandioso. Como última coisa seria perfeito.

Quero fazer o Caminho de Santiago. Uma peregrinação sobretudo de fé e espiritualidade:

780 km feitos a pé, carregando minha mochila. Esse é o sonho mais antigo e mais forte que carrego em mim.

Eu tenho um dinheiro guardado e posso usá-lo. Se não vou viver mais, posso gastá-lo para realizar esse último feito.

Seria isso, mas... eu não quero fazer sozinha não.

Eu quero alguém que faça comigo. E essa pessoa tem que ter os atributos que já relatei.

Ahhh!!! E tem que ser lindo.

E naquele devaneio, acabei me acalmando, levantei-me do chão, abri as janelas e os dias passaram.

A pessoa que ali caiu de joelhos eu nunca mais vi.

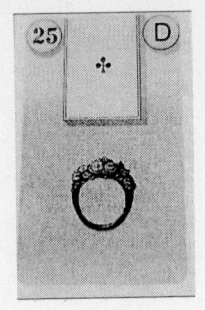

JOGOS DE AZAR

4

Tudo está conectado, mas só percebemos quando olhamos de longe.

Sempre gostei de escrever. É a forma como me entendo, me resolvo.

Eu coloco meus pensamentos e sentimentos no papel e vou remexendo neles, mudo uma palavra, busco uma definição no dicionário, faço uma rima e o que é dor sempre vira algo interessante.

Mas sempre deixei isso guardado. Cadernos inteiros com frases, poemas, contos, textos...

Sou uma sonhadora convicta. E não só acordada, sonho muito mesmo e quase sempre lembro dos meus sonhos, já vivi experiências incríveis dormindo. Viajo para lugares a que fisicamente nunca fui, converso com pessoas que sempre me ensinam algo e muitas vezes acordo com uma ideia de texto. Mas naquela noite, dormindo, comecei a ouvir uma voz, supostamente no meu sonho, que dizia insistentemente para eu ligar a câmera. E essa voz ficou muito tempo repetindo isso. Até que acordei, me sentei na cama, mas continuei ouvindo, repetia a mesma coisa. Deitei novamente e fiquei me perguntando o que eu faria depois de ligar a câmera.

Acreditei estar ainda sonhando e voltei a dormir.

No outro dia, acordei lembrando daquilo e passei alguns dias com aquela ideia, como se eu tivesse recebido uma ordem.

Mas vou ligar a câmera e fazer o quê? Falar o quê? Gravar o quê? Os dias foram passando e acabei esquecendo aquilo. Em um momento inesperado tive a ideia e a vontade de gravar um vídeo narrando um dos meus textos. Me arrumei, preparei o espaço, a luz e gravei. Postei e gostei do resultado. As pessoas costumam prestar mais atenção aos vídeos do que aos textos, então comecei a intercalar os textos e os vídeos e aprendi a gostar do que estava fazendo. Comecei a entender mais de redes sociais e seguir outras pessoas.

Até que numa dessas andanças, que costumam chamar de navegação, parei em um cais. Ou teria sido em um caos...

Passei por um vídeo que falava sobre não ter que correr atrás de ninguém, que precisamos de alguém que caminhe ao nosso lado. Eu poderia escrever essa história a partir dessa frase. Quanta incoerência e quanta coisa faz sentido agora. Achei tão bonito e curti a publicação.

Minutos depois, o dono dessa postagem fez um comentário em um dos meus textos. O texto chama-se BrEU.

Falou sobre como se sentiu tocado pelo que leu. Hoje eu relendo o mencionado texto, chorei. A vida é tão surpreendente. Eu poderia estar escrevendo isto hoje:

BrEU

Sinto-me tão pequena diante do teu desprezo
e ao mesmo tempo tão imensa
pelo amor que eu tinha para te dar.
Esse sentimento seguirá comigo.
Talvez um dia você perceba
que ninguém é grande,
se vazio de amor.
Eu voltarei a sorrir,
pois o motivo nunca esteve em você.
O amor sempre estará em mim.

No final do seu comentário ele escreveu: Obrigado por você existir.
Isso faz eco até agora.

Agradeci. Falei o quanto era gratificante encontrar pessoas que se identificassem com o meu trabalho e também comentei o quanto achei lindas as suas postagens.

Lembro que comentei que, por ser mulher, me sentia muitas vezes desvalorizada, já que eu recebia muitos comentários sobre a minha pessoa e pouquíssimos sobre o conteúdo que eu postava.

Começamos a conversar e ficou muito claro que nenhum dos dois procurava por relacionamento amoroso. Estávamos saindo de relações conturbadas e nosso foco era o autoconhecimento, e sobretudo a paz de espírito. Sentimos a liberdade e tranquilidade de se conectar sem medo. Nascia ali uma amizade.

As conversas foram se tornando cada vez mais agradáveis. E falar com ele era um bálsamo no final do dia. Comecei a sentir vontade de mandar mais e mais mensagens. Um vídeo engraçado. Uma música bonita. E era tudo tão recíproco. Tão gostoso. Ele me enviava áudios cantando, fotos do seu dia a dia. E em poucas semanas o que não queríamos, não esperávamos, já estava acontecendo. Estávamos apaixonados e nos relacionando como se fôssemos namorados. Sem que nunca tivéssemos nos encontrado pessoalmente. E nada nos impedia, a não ser a distância. Mais de 500km nos separavam.

E nós sabíamos que precisávamos nos encontrar, entender o que era aquilo. O que era essa conexão e o que realmente estávamos sentindo.

Nossas conversas ficavam cada dia mais intensas. Era desejo, saudade, vontade de estar juntos.

Fazíamos chamadas de vídeo que duravam horas e ficávamos muitas vezes sem falar nada. Nos olhávamos, ríamos, chorávamos. Era tudo tão forte. Eu podia sentir até seu cheiro.

Eu estava amando. E eu me sentia muito amada.

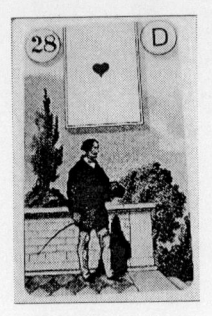

PERFIL DO JOGADOR

5

Marcamos nosso encontro numa cidade intermediária de onde morávamos. Ele, a princípio, ficaria hospedado na casa de alguns amigos que lá moravam e eu achei que estaria mais segura se alugasse um apartamento para mim, pelos quatro dias em que ficaria lá. Seria mais conveniente do que estar em um hotel. Eu poderia ter mais comodidade e até mesmo preparar as minhas refeições. Acabamos decidindo que poderíamos compartilhar de mais momentos e que iríamos ficar juntos, no mesmo apartamento nesse período.

E contando assim, parece que foi tão fácil essa decisão. Mas não foi. Eu senti muito medo. Depois culpa. Eu tinha quarenta e cinco anos, era uma mulher vivida, com filhos, muita experiência e maturidade para saber que aquilo além de ser uma loucura era perigoso. Eu procurei obter informações e me cercar de, ao menos, o mínimo de segurança. Por mais que eu confiasse nele, afinal tivemos muitas trocas e porque ele sempre foi muito transparente em tudo. Eu tinha fotos, endereços, número de documentos, que ele mesmo fez questão de me passar. Ainda assim, eu sabia que era um risco. Recebi muito apoio. Na verdade, só recebi apoio. Contei para minha família, meus filhos, minhas irmãs, meus amigos... Todos me apoiaram. E isso pesou muito.

Comprei as passagens aéreas. Eu estava numa felicidade só. A ansiedade já me colocava lá, junto com minha imaginação e a expectativa de como seria aquele momento. Eu sentia que ele também estava assim. Chegou na cidade escolhida alguns dias antes e estávamos todo o tempo trocando mensagens.

Já fazíamos parte um da vida do outro. Ele me tratava como se fôssemos até mais que namorados. A primeira coisa que fazíamos ao acordar era mandar mensagens de bom dia e sabíamos a cada momento o que o outro estava fazendo. Eram fotos, vídeos e muitas vezes chamadas de vídeo, onde incluíamos um ao outro nas situações do cotidiano. Eu nunca tinha vivido algo assim. Achava lindo todo aquele comprometimento. Mas nunca pensei que aquelas atitudes eram para suprir uma insegurança da parte dele.

Estávamos a menos de 24 horas do dia marcado, do dia tão esperado. Naquela noite, a noite que antecedia o nosso primeiro contato físico, certamente seria muito difícil conseguir dormir. Mas não imaginava que seria pelos motivos que foram. Muitas vezes acho que eu deveria ter desistido naquela noite. Mas o que é para acontecer acontece. Foi o que tinha que ser. Quando estamos apaixonados ficamos cegos para pequenos detalhes que acabam passando despercebidos, mas que seriam de muita relevância. Poderiam nos poupar de muito sofrimento no futuro. Essa noite eu estava muito eufórica, a mala já estava arrumada, presentes, uma roupa especial que eu queria usar para ele, caso tudo fosse como imaginávamos que seria. A tensão era tanta, que eu me imaginava a todo tempo chegando e que quando o visse eu iria correr ao seu encontro. Eu esperava na verdade por um reencontro. Li tantas coisas sobre alma gêmeas. E tudo era tão intenso, que eu não conseguia pensar de outra forma. Parecia que era aquela última peça de um quebra-cabeça. Aquela que iria revelar toda a imagem. Uma linda imagem que já estava pintada com todas as cores da minha expectativa. Mas por um momento, me passou a ideia de que eu pudesse chegar perto dele e travar. Parar como se estivesse diante de um espelho e apenas a olhar. Eu não entendia por que esse pensamento foi tão forte em mim, chegando a causar um mal-estar. Hoje eu sei.

Não ia conseguir dormir. Já estava preparada para deitar-me, sabia que precisava, ao menos, tentar descansar. Certamente, o dia seguinte seria longo e emocionalmente intenso. Foi nessa hora que recebi uma mensagem do Mateus dizendo que duas amigas o convidaram para jantar e estavam passando para pegá-lo. Desejei um bom passeio e bom jantar. Deitei-me e tive uma sensação ruim. Respirei fundo. Meditei. Procurei entender que sentimento era aquele. O tempo foi passando, e eu sem dormir, comecei a rolar a tela do celular.

Eu tinha sido muito ciumenta na adolescência e no final dela. Mas a essa altura, eu não estava inclinada para esse tipo de sentimento. Acho o ciúme um sentimento egocêntrico e muito traiçoeiro. Foi por curiosidade que encontrei as amigas dele e também as fotos que elas haviam acabado de postar numa rede social. Era época de Natal e pude observar pelas fotos que a cidade estava muito bonita e iluminada, o que certamente convidava a um passeio. Postaram fotos e vídeos dos três brincando e fazendo poses. Pareciam felizes e muito próximos. Apareciam abraçados e deitados no gramado do que me pareceu uma praça ou um parque. A sensação que já era ruim ficou bem pior. Eu não podia acreditar que estava sentindo aquilo que eu abominava. Eu não me autorizava a sentir ciúme. Tentei ponderar. Eu estava muito ansiosa e só queria conseguir dormir para que o tempo passasse rápido. Repetia para mim mesma que essa era a forma dele aproveitar o tempo que tinha livre na cidade e também de rever suas amigas. Talvez meu sentimento fosse pela falta de reciprocidade naquele momento. Depois de tantos dias, vivendo tão intensamente aquela relação. Eu me senti, vivendo algo que era tão nosso, sozinha. E eu não podia falar nada. Nós estávamos nos conhecendo e sequer tínhamos nos encontrado pessoalmente. Fiquei me perguntando que tipo de pessoa ele era. Aquele que passou tantos dias dando detalhes do seu cotidiano, mandando fotos, vídeos e me deixando tão segura. Ou esse que saiu com duas amigas e sumiu. Não recebi nenhuma mensagem. Imaginei que pela hora já estaria em casa. E não fazia sentido que não tivesse falado comigo. Esse comportamento era novo para mim. Resolvi escrever. Não recebi resposta e a noite simplesmente não passou. O dia amanheceu, e eu já não sabia o que pensar. Muito menos se eu iria viajar. A ansiedade que eu estava sentindo no dia anterior deu lugar para a desconfiança, mas também à preocupação. Será que tinha acontecido alguma coisa e como eu faria para ter notícias? Nesse momento uma mensagem chegou. Então, fiquei sabendo que depois do passeio, eles resolveram assistir um filme na casa de uma das amigas e acabaram pegando no sono e como já era muito tarde passaram a noite lá. Sabe quando você leva um choque? Eu não sabia o que dizer. Acabei falando que estava preocupada e um pouco sem jeito perguntei sobre a acomodação. Perguntei se tinha lugar para os três dormirem, ele percebeu que fiquei com ciúmes. Então me mandou uma foto, tirada um pouco de lado e dava para ver que estava numa cama. Achei ainda mais estranho. Tinha um quarto de hóspede, era isso?

E a história ficou um pouco pior. Dormiram os três na mesma cama e no meio da noite uma delas foi para o sofá e naquele momento só estavam em dois na cama, por isso a foto estava de lado. Mas esse relato veio com as explicações que pareciam, para ele, as informações mais relevantes. Eles dormiram conversando sobre seus atuais relacionamentos, cada um dormiu com uma coberta diferente. E aí, percebi que o tom da conversa mudou. Ele se sentiu ofendido diante da minha desconfiança. Deixou muito claro que não iria admitir qualquer interpretação minha sobre um fato tão natural para eles, numa amizade tão pura e verdadeira.

Eu só conseguia me condenar, por não conseguir entender aquilo. Amizade, cumplicidade, será que realmente eu conhecia essas coisas? Mas juro que até hoje não consigo me imaginar tendo esse comportamento. E me questionei se o fato de ele ter me contado não deveria ser o suficiente para provar sua fidelidade. Mas nós não tínhamos nada. Éramos apenas dois estranhos. E àquela altura eu achava que assim iríamos continuar sendo. Me cobrei ser madura, segura. Sentir ciúme era para mim um sentimento horrível. Eu não podia deixar aquilo tomar conta de mim. Ele estava sendo sincero. O que eu tinha a perder? Eu já estava com tudo preparado. E sentia que todo aquele problema só estava na minha cabeça.

Eu fui. E literalmente paguei para ver. Engoli em seco essa história. Tá entalada até hoje. E se tivesse sido ao contrário, ele aceitaria? Hoje eu tenho a resposta.

Ele continuou agindo com muita tranquilidade, voltou para o lugar em que estava hospedado e disse que iria se arrumar para me buscar no aeroporto. Eu saí de casa e já durante o percurso até o aeroporto a conversa voltou ao tom normal e a proximidade do encontro trouxe novamente a ansiedade e a euforia foi aumentando.

Desde a saída de casa, aeroporto, embarque... eu estava muito nervosa. Trocávamos mensagens emocionadas. Ele também estava muito nervoso. Desembarquei com minha mala de mão, fui ao banheiro para ver se eu ainda era a mesma, se estava o melhor que eu conseguia para aquele momento. Porta de saída. Minhas pernas pareciam que estavam desgovernadas, fui tentando manter uma postura. Eu decidi ir sem óculos. Queria que ele me visse bem. Mas eu não enxergava nada depois de três metros de distância.

Então, o vi saindo de trás de outras pessoas que também aguardavam no portão de desembarque. Ele estava mais distante do que imaginei que estaria. Só quando chegou mais perto que tive a certeza de que era ele.

Não foi um encontro emocionado. Nenhum dos dois saiu correndo para abraçar o outro. Foi mais para um momento de reconhecimento. Um abraço que durou uns segundos a mais do que um abraço normal. Longe de ser ruim, mas foi estranho. Dois estranhos. Ele estava com uma mochila carregada de um lado só. Tipo colegial. Pegou minha mala de rodinhas com uma mão e com a outra, sem titubear, segurou minha mão e saiu andando. Saímos andando. Ele já se adiantou em chamar um Uber. Nos longos 4 ou 5 minutos que tivemos que esperar o carro chegar, foi uma mistura de olhar para ver, sorrir comedido para não parecer bobo e ao mesmo tempo fazer uma cara, ele de homem sério e seguro, eu de mulher suave e feminina me deixando conduzir. Fomos direto para o condomínio onde ficava o apartamento alugado para os próximos quatro dias. Como alguém vai com um desconhecido para um apartamento para ficar quatro dias?

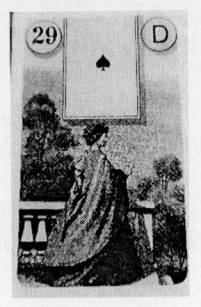

JOGOS PROIBIDOS 6

Éramos dois estranhos em pé no meio da sala de um apartamento desconhecido. Depois de conhecer o imóvel, modesto, mas limpo e confortável, deixamos os dois as nossas bagagens no único quarto, saímos para olhar a varanda da sala de visita e ao retornarmos, sem jeito e parecendo um pouco constrangido, procurando uma forma de aproximação, ele me propôs um abraço.

Ficamos uns segundos abraçados e então aconteceu um beijo. Sem nenhuma conexão. Foi estranho. Foi ruim. Não era a peça do meu quebra-cabeça. E agora?, pensei. Felizmente sou uma pessoa que raramente usa a palavra arrependimento. Eu posso demorar e sofrer para tomar uma decisão, mas dificilmente me arrependo, pois acho totalmente inútil esse sentimento. Fiz, estava feito. Eu estava ali e precisava lidar com aquilo. Sentamo-nos no sofá, ligamos e desligamos a televisão. Talvez uma música fosse melhor, e foi. Acabamos nos distraindo um pouco com a Alexa propondo músicas diferente das quais pedíamos, rimos e relaxamos um pouco. Já estávamos mais descontraídos, mas parecia que não tínhamos assunto, era como se os dois não estivessem sentindo a conexão que esperavam. A expectativa foi muito maior ou estávamos apenas nervosos? Passamos um tempo sentados tentando estabelecer uma conversa, nos olhando e procurando entender tudo que estava acontecendo. Acabamos nos aproximando, trocando carinhos, até que nos beijamos novamente. Foi diferente. Desta vez, não tinha nenhuma expectativa. Já tínhamos nos frustrado no primeiro e esse pareceu melhor, teve mais conexão, um outro sabor. A música ajudou a compor um clima e as coisas fluíram mais facilmente.

Não tínhamos nenhum compromisso com relação ao sexo, sabíamos inclusive que poderia até não acontecer. Havíamos conversado sobre isso antes do encontro. Pensamos na possibilidade, ainda que não acreditássemos que fosse possível, de não haver a química necessária. Nós sentíamos desejo um pelo outro à distância, em chamadas de vídeo, mas eu tinha essa preocupação. Alguns minutos ali e toda essa preocupação se dissipou. Aconteceu. E foi exatamente como no primeiro beijo. Sem graça, sem jeito, sem conexão. Estávamos apreensivos, nervosos. Foi como se quiséssemos pular aquela fase, uma preocupação a menos. E agora estávamos ali, todas as etapas superadas.

E o que veio depois, sem expectativa, exatamente como aconteceu com o segundo beijo, foi bom e cada vez melhor. Estávamos prontos e nos entregamos ao momento e começamos a viver intensamente aquela experiência. Fizemos tantas coisas em quatro dias, que era inacreditável. Parecia que o tempo não passava. Vivemos todas as experiências possíveis naquele curto espaço de tempo. E conversamos muito sobre tudo.

Em algum momento, falando das experiências que tivemos, falei para ele da minha busca por autoconhecimento e de um curso de hipnose que eu tinha feito e ele me falou que também gostava de hipnose. Quando eu perguntei se ele já tinha feito ou estudado sobre o assunto, ele bateu com o dedo indicador no meio da minha testa duas vezes, assim como fazem os hipnólogos, segurou com a mão forte atrás do meu pescoço e sussurrou no meu ouvido: Você é minha. Estávamos em pé na porta do quarto e no mesmo segundo eu me vi deitada na cama sem roupa novamente e tive uma das experiências mais incríveis naqueles meus 45 anos. Foi como se eu estivesse descobrindo o meu próprio corpo.

Eu lembro de ter achado muito engraçado e levei na brincadeira a suposta hipnose. E disse que ele poderia me ajudar, para que eu pudesse romper algumas barreiras. Então, com um ar de quem sabia muito bem o que estava fazendo, ele disse que iríamos resolver aquilo e pediu que eu fechasse meus olhos e eu simplesmente obedeci. Senti que ele estava fazendo uma imposição de mãos sobre o meu peito e sussurrava algo que eu não conseguia entender. Eu sei que eu estava totalmente entregue. Acredito hoje que eu estava sob o efeito de hipnose e que de forma talvez inconsciente ele me colocou uma autossugestão.

Eu podia sentir o calor das suas mãos sobre o meu peito e as palavras que eu não entendia soavam como um mantra e o meu corpo começou a formigar e esquentar.

Suas mãos emanavam uma energia tão forte, que sem sequer tocar em meu corpo eu podia sentir. Elas desceram para o meu abdômen e comecei a me sentir muito excitada com tudo aquilo. Ele foi descendo lentamente a mão sobre meu corpo. Eu estava cada vez mais excitada até que senti uma explosão de prazer. Algo muito forte, como eu nunca havia sentido antes. Ele se deitou ao meu lado e me abraçou ainda mais forte. Senti meu corpo inteiro pulsando contra o dele. Nunca falamos sobre isso, nem sobre o seu desconhecimento da hipnose ou sobre manipulação de energia. Porém, todas as outras, e muitas outras, vezes, foi igualmente incrível, mesmo sem nunca mais usar aquelas técnicas, depois daquele momento.

Algo muito forte aconteceu em todo o tempo em que estivemos juntos. Toda vez que ele segurava meu pescoço com suas mãos, independentemente de onde estivéssemos ou do meu estado de ânimo, eu sentia as minhas pernas amortecerem e o meu corpo ceder. Era muito fácil para ele, mas não posso negar que era maravilhoso.

Nesses dias em que estávamos nos conhecendo, assistimos filme, fomos a uma festa de aniversário, pois ele fez questão que eu conhecesse suas amigas. Eram pessoas agradáveis e trataram-me muito bem. Entendi e aceitei que provavelmente eram apenas bons amigos, ainda que eu não tenha aceitado o comportamento dele. Mas aquilo já estava no passado, estávamos vivendo um outro momento. Conheci seus irmãos. A irmã dele estava dando uma festa, era praticamente um baile funk quando chegamos. Tínhamos acabado de sair de uma festa de aniversário num lugar muito elegante e fomos diretamente para um bairro da periferia, onde fomos mais uma vez muito felizes e ali dançamos juntos pela primeira vez. Lembro de ter ficado tão chocada, em algum momento começou a tocar uma música sertaneja e ele me puxou para dançar. Eu simplesmente não acreditei que, além de tudo, ele dançava muito bem. Eu estava sorrindo e ele me perguntou se eu estava feliz. Sim. Eu estava, naquele momento, muito feliz. Não fui capaz de parar para analisar detalhes, eu estava vivendo o presente. Ele era lindo, carinhoso, atencioso, educado e, tirando as primeiras experiências, as próximas foram perfeitas.

Tínhamos gostos parecidos para filmes, comidas, músicas, dançávamos bem juntos, tudo era muito bom. Passando as experiências das festas, no outro dia tivemos um almoço e um café em família. Eu adorei a família dele. Me acolheram, foram simpáticos. Tivemos bons momentos. Mal dava para acreditar que tínhamos passado tão pouco tempo juntos e com tantas experiências. No final do terceiro dia, atravessamos um lindo parque para chegar a um supermercado.

Lembro que entre outras coisas comprei uvas e ele sempre carregava todas as sacolas, andávamos de mãos dadas e sempre eu estava do lado de dentro da calçada. Ele sempre me protegendo e muito cavalheiro. Quando estávamos voltando pelo meio desse parque, próximo a uma árvore, o Mateus me perguntou se eu gostaria de sentar-me ali para comer as uvas. Aquilo me pegou de surpresa. Eu me senti emocionada. Parece besteira contando isso agora, mas eu nunca tinha feito um piquenique. Era uma ideia de criança que eu nunca tinha realizado. Eu sei, isso parece uma coisa tão simples e tão boba. Mas naquele momento, aquilo ganhou uma proporção gigantesca. Além de tudo que já era perfeito, ele gostava de sentar-se na grama, embaixo de uma árvore, parecia tão romântica a cena, comecei a chorar, mas não antes dele tirar a camiseta e esperar que eu me sentasse. Ele ficou segurando a camiseta na mão e eu achei estranho porque jurava que a tinha tirado para que eu me sentasse sobre ela. Já que até ali tinha sido um perfeito cavalheiro. Então eu questionei e ele calmamente respondeu que havia tirado porque eu estava de vestido curto e assim poderia cobrir as minhas pernas e ficar bem mais à vontade. Fiquei sem palavras e nesse momento chorei. Parecia ser bom demais para ser verdade. E eu me lembrei do dia em que caí de joelhos no meio da minha sala, pedindo a Deus para me salvar. Então, o choro veio forte, mas eu chorei de alegria e em agradecimento. Ele me abraçou e juntos choramos emocionados.

Minhas histórias eram normalmente mais tristes do que as histórias que ele me contava. Muitas aventuras, sobretudo com policiais, armas, drogas, bandidos. E ele muitas vezes aparecia como herói, salvador de mocinhas... Na verdade era um gênero que nunca me interessou. Ele tinha uma essência linda, mas em alguns aspectos, a vida corrompeu. Apresentava uma boa postura diante da vida, resiliência e superação, mas visivelmente, não para mim naquele momento, com muitos traumas para superar. Eu me senti agradecida pela confiança que teve contando suas vivências. Por trás da postura de protetor se escondia um ser muito inseguro e muito machucado.

A proteção na verdade era um cuidado excessivo para que eu não causasse nenhum tipo de dano a ele mesmo. Eu demorei para entender isso.

Depois que voltamos do passeio no parque comecei a sentir tristeza. No dia seguinte eu voltaria embora e sabia que não queria que aquilo acabasse. No entanto, ele estava tranquilo. Disse para que eu não ficasse pensando no futuro, aproveitasse o momento e que as coisas aconteceriam como tivessem que acontecer. Cheguei a pensar que para ele não estava sendo tão bom quanto estava sendo para mim. Eu estava muito emotiva, me segurando muito para não chorar, mas as lágrimas saíam. Por mais que ele tentasse me acalmar, não me deu nenhuma esperança, nenhuma palavra a que eu pudesse me agarrar para pensar na possibilidade de um futuro e aquilo me deixava ainda mais ansiosa e triste. O Mateus escolheu cuidadosamente uma música que queria que eu ouvisse. Era uma música xamânica. Sem me falar nada, fechou os olhos. Estávamos deitados e então começou a fazer o que me parecia uma oração. Senti uma paz, uma energia boa muito forte. Tudo era muito novo, muito místico. No dia em que chegamos no apartamento, ganhei dele uma caixa com um pingente em pedra no formato de coração. Meus olhos nunca tinham visto uma pedra de um tom de rosa mais lindo do que aquele e junto estava uma outra pedra da mesma cor, mas com um formato retangular.

Eu usei o pingente com um vestido preto em um dos nossos passeios e o contraste com o rosa ficou muito bonito. Eu lamento não ter tirado uma foto. Chamava muito a atenção. Depois daquilo que me pareceu uma oração, me pediu as pedras e segurando-as, uma em cada mão, sentou-se no chão nos pés da cama. Estava em posição de índio e começou a fazer uma outra oração, desta vez invocando os poderes da natureza, o poder xamânico... O mais estranho para mim era o fato dele não ter falado nada. Ele não me perguntou no que eu acreditava. Detalhes!!! Devolveu-me as pedras, disse que equilibraria as minhas energias e que me protegeria. Achei fofo no final. Vi a boa intenção dele naquele gesto. Eu realmente me senti mais em paz. Passamos nossa última noite de forma agradável e na manhã seguinte não tivemos muito tempo para lamentações. Meu voo estava marcado para muito cedo e tínhamos que arrumar a mala, entregar o apartamento e ir para o aeroporto.

Só quando fui entrar para o embarque é que nos demos conta de que aquilo ali poderia ser uma despedida e que não tínhamos ideia do que iria acontecer. O nosso choro foi inevitável. Eu caminhava para o portão de embarque e ele, de longe, foi me acompanhando, mudando sua posição para que continuássemos nos olhando. Quando fui entrar, o meu cartão de embarque simplesmente não passou. Mudei de leitora e nada. Tive que dar espaço para que outras pessoas passassem e fiquei aguardando, até que alguém responsável veio para me ajudar. Após algumas verificações, então consegui entrar. Que poder tem o querer ou, nesse caso, o não querer. Mas entrei.

Que sensação mais estranha, mais louca... e inacreditavelmente, meu voo foi cancelado. Liguei para o Mateus imediatamente. Ganhamos quase um dia a mais juntos. Consegui remarcar o voo para o final daquele mesmo dia.

Ele voltou para me buscar. Nos abraçamos e nos beijamos como se há muito tempo esperássemos por aquele encontro.

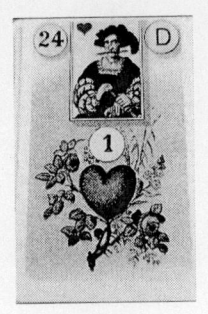

A MELHOR JOGADA 7

A primeira coisa que fiz ao chegar em casa foi desfazer as malas. Peguei a caixa com as pedras que ele havia energizado. Já tinha em mente um lugar especial para deixá-las. Grande foi a minha surpresa quando abri a caixa e as pedras que estavam dentro eram simplesmente brancas, transparentes. Peguei-as na mão e sem entender o que estava acontecendo liguei na mesma hora para o Mateus, avisando que eu já estava em casa e demonstrando toda a minha perplexidade diante das pedras que não estavam mais rosa. Foi então que ele me falou que as pedras nunca foram rosa, que ele havia me dado quartzo branco.

Às vezes, pego aquele coração na mão e tento enxergar algum vestígio de rosa, mas só consigo ver a minha própria mão do outro lado.

Faltavam três dias para o Ano-Novo e eu iria passar no litoral com minha família e ele já estava voltando para a cidade onde morava. No dia seguinte ele postou um vídeo com algumas fotos que tiramos juntos, com uma linda música de fundo e uma belíssima declaração de amor. Outra experiência totalmente nova para mim. Exposição em redes sociais... Achei muito romântico e compartilhei. Começava ali um capítulo à parte dessa história. O capítulo que mostra a beleza do amor com todos os recursos e filtros de uma rede social.

Aquela próxima semana passou muito rápido. Nos falamos todos os dias e a distância até parecia que não existia. As chamadas de vídeo diminuíam consideravelmente a distância, mas não a saudade nem a vontade que tínhamos de estar juntos novamente.

Começamos a conversar sobre a possibilidade de ele vir passar um final de semana prolongado e conhecer a minha cidade, assim como minha família, meus filhos, a minha realidade. Na primeira semana de janeiro estava ele embarcando. Viria passar três dias comigo. Tamanha foi minha alegria a hora que ele desembarcou na rodoviária, depois de quase 12 horas de viagem. Preciso dizer que foi perfeito. Eu estava no meu ambiente, senti-me segura e confortável. Levei-o para conhecer os principais pontos turísticos da cidade, também a um dos meus restaurantes favoritos, conheceu meus filhos, minha família. O Mateus foi muito carismático e num segundo conquistou todos. A sua forma engraçada de ser, prestativo, educado, querido com as pessoas, foi muito bem aceito. E claro, aquilo para mim foi muito importante. Ele me disse, em tom de brincadeira, que iria me levar embora. Aquilo era tudo o que eu queria ouvir, ainda que parecesse loucura, era uma loucura boa de se imaginar. E a partir desse comentário, surgiu a ideia de que eu pudesse ir com ele, para passar uns dias e conhecer a sua realidade, outra parte da família, o irmão com quem ele morava. Poderíamos ir de carro e assim ainda teríamos mais esse tempo juntos.

Quer saber se eu fui? Não só fui até a cidade onde ele estava morando, como fui muito além. Quase oito horas de estrada, ele dirigindo o meu carro. Tipo cena de filme. Ele quase todo tempo com a mão na minha perna, fomos cantando, rindo, conversando. Eu literalmente estava numa estrada que não conhecia e que me encantava. Chegamos à casa do irmão com quem ele morava. Ali também viviam a cunhada e seus sobrinhos. Todos foram muito atenciosos comigo. A cunhada fez questão de me conhecer, de conversar e também de dar sua opinião sobre alguns comportamentos do Mateus.

Ela falou de forma tão bonita da sua honestidade, do seu caráter protetor e também da sua forte personalidade. Deixou clara sua crença de que com meu jeito amoroso e também carismático eu iria tirar de letra o seu temperamento um tanto quanto indomável. Acho que essa última palavra eu só me lembrei agora. Passamos três noites lá. Ao final do segundo dia, fomos até uma igreja famosa no alto de um morro, um ponto turístico da cidade.

Uma paisagem linda. Nos sentamos num banquinho de madeira ao lado da porta dessa igreja para ver o pôr do sol. Por que eu, simplesmente, não contemplei aquela paisagem em silêncio?

Até contemplamos por alguns segundos e então eu perguntei para ele qual era seu maior sonho, qual era seu objetivo de vida. O Mateus é um rapaz muito inteligente, esperto, sem estudo formal, mas um autodidata com conhecimento em diversas áreas, e mesmo tendo experiência em cargos administrativos, naquele momento, devido a algumas desilusões, tanto no campo emocional quanto no profissional, estava vivendo naquela cidade do interior e trabalhando como operário numa fábrica. Prestava serviço braçal e não me parecia infeliz, mas longe de parecer que aquilo era o que ele gostaria de estar realizando. Não pensou para me responder que gostaria muito de poder monetizar seus conteúdos nas redes sociais. Sentia-se preparado e capacitado para produzir conteúdo de qualidade.

Meus olhos brilharam com a ideia que surgiu em minha mente. Poderíamos unir nossas paixões, literalmente. E eu fui logo jogando o meu pensamento no ar, sem ter nenhuma ideia das consequências que aquilo traria para as nossas vidas.

Faça o Caminho de Santiago comigo, falei para ele. Eu divido o que tenho com você. Me dá cinco meses da sua vida, pedi. Sim. Eu fiz isso. Ele não tinha nada a perder. Não tinha dívidas e o dinheiro que ganhava dava apenas para se sustentar. Fica na minha casa, vai comer da minha comida... Em três meses estaremos com tudo preparado, inclusive fisicamente. E faremos a viagem e o percurso de quase 800km em dois meses. Porém, será uma troca. Vamos criar uma página e contar nossa história. Você ficará responsável pela execução e controle de todo esse trabalho. Vamos produzir vídeos antes e durante a viagem. Será um trabalho intenso. Com o conhecimento e a experiência e sobretudo a sua vontade de viver disso, será perfeito. E o melhor de tudo, estaremos juntos.

Se ao final, nós dois não funcionarmos como casal, além da experiência, você terá se desenvolvido profissionalmente na área em que tanto deseja atuar.

O meu objetivo... então, essa parte já te contei. Eu só queria fazer a viagem. Era meu último desejo. Foi o que pedi a Deus. E se você me perguntar o porquê, eu não sei. Eu não tinha nenhuma expectativa. Eu apenas sei que tinha que ir. E para isso e principalmente por isso, eu não me importava de gastar o que eu tinha guardado. Era meu último desejo. Mas você deve estar com uma pergunta na cabeça, e provavelmente é a pergunta que também me fiz.

E se... e se algo acontecesse e o meu mundo continuasse? Não. Essa não foi a pergunta que me fiz. Eu me perguntei sobre como ficaria o Mateus. Ele teria tido uma experiência e voltaria com uma bagagem maior do que quando foi. Eu estaria contribuindo para a vida e o futuro dele.

Juro que eu vi o alinhamento dos astros. Mas como estavam em linha, não pude ver que faltavam alguns elementos.

Se o Mateus titubeou eu não percebi. A resposta veio fácil. Aquilo era perfeito, como todo projeto no papel.

Faríamos a viagem, contaríamos nossa linda história e nosso Caminho seria compartilhado nas redes sociais, teríamos seguidores e num momento de devaneio até pensamos na possibilidade de outras viagens num futuro próximo. Aqui eu por alguns segundos, sim, pensei no e se... No fundo eu queria acreditar que o amor um dia me salvaria.

Era um final de domingo.

E não vimos nenhum motivo para adiar aquele sonho. Na segunda ele já não foi trabalhar. Mas me fez um pedido. Ele gostaria de se despedir dos pais, pois sabia que ficaria meses sem vê-los. Seus pais moravam há uns 500km adiante da cidade onde estávamos. E lá fomos nós.

A loucura foi grande, sim.

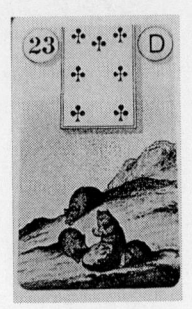

JOGO SUJO 8

Falando em indícios... Todos nós damos indícios o tempo todo, mas quase todo o tempo estamos distraídos, e quando estamos apaixonados então, só olhamos para o que queremos ver.

Saímos bem cedo rumo à cidade dos seus pais, viagem tranquila, paisagem agradável e altas temperaturas. Foi ali no interior do interior que pude conhecer sua essência, suas raízes.

Ele já tinha comentado sobre seu relacionamento conturbado com sua mãe, a dor e a falta de perdão guiavam muitas das atitudes dele. Eu já sabia, segundo suas próprias palavras, que ela era uma mulher astuta, interesseira e muito difícil de se lidar. Preciso te contar essas coisas, porque aqui já havia começado a minha peregrinação. Foi esse o pano de fundo que me acompanhou. Fui muito bem tratada, mas julgada. Questionada. Quais eram minhas intenções tirando o seu bebê da vida que ela havia montado para ele. Mal sabia ela que ele jamais se permitiria sair desse lugar, que muito mais que físico era a estrutura do caráter dele. A relação entre todos ali era de muita aparência. Ninguém sabia as reais condições em que aquelas trocas estavam sustentadas, nem eu. Eu só sei o que pude sentir e observar. A mãe assumiu o lugar do pai, o filho passou a ser um herói, um defensor da honra. E quem puder entender que entenda. Mas afirmo que isso fez toda a diferença.

Passamos duas noites lá. Fomos dar uma volta a pé pela cidade. Era muito pequena, mas muito bonita. Passamos por uma loja de roupas bem popular e entramos. Antes de arrumar as malas, o Mateus se desfez de muita coisa.

Estava em sua bagagem apenas o básico. Lembrando que ele estava praticamente de mudança para minha casa. Você já tinha entendido isso, não é mesmo? Senti que deveria de alguma forma retribuir por todo esse desprendimento e me ofereci para pagar por algumas peças novas. Ele aceitou tranquilamente. E eu fiquei feliz. Estou rindo agora.

Mais tarde fomos de carro com sua mãe visitar uma tia. O Mateus todo o tempo dirigindo meu carro.

Sua mãe no banco de trás, sentada sozinha, mas no meio. Tínhamos ali três motoristas. Eu contida, ele dirigindo e ela sendo o GPS desorientado. Dizia para virar, entrar, passar, sem nunca ter certeza. Ele começou a ficar irritado, e avisou para ela que ele sabia o caminho, na segunda vez pediu que ela ficasse quieta. Achei realmente grosseiro. Mas ela não abriu mão de ditar as regras. Até que ele deu um berro dentro do carro. Mandou-a calar a boca. O silêncio foi ensurdecedor. Não tenho outra palavra para descrever. Eu queria sumir, desaparecer e reaparecer na minha casa no mínimo três meses atrás. Antes de tudo aquilo acontecer.

Ela apenas parou de falar por uns segundos e diminuiu um pouco as orientações de percurso, até porque já estávamos chegando, mas não percebi nenhum abalo. Ela estava praticamente igual. E eu sem ação. Durante a visita, tive a oportunidade de estar uns minutos a sós com a mãe e com a tia. Ela não perdeu a oportunidade de defender o filho. Disse que ele tinha um gênio muito forte, mas... Era extremamente prestativo e frisou muito a honestidade, principalmente financeira. Uhmmm!!! Interessante.

Saímos de lá rumo à nossa nova realidade. Sinto-me nervosa contando. Estou revivendo tudo, só que agora sem a paixão. Parece muito diferente hoje. Mas estávamos felizes, cheios de planos. Estávamos a quase 1.000km de casa. Seria uma viagem longa e teríamos que parar para descansar. Durante todo o percurso eu me ofereci para dirigir, mas ele não se permitiu descansar mais que uma hora comigo no volante. O clima da volta estava mais tenso, estávamos obviamente mais cansados. Paramos para tomar um café e esticar as pernas um pouco. Foi assim, ao lado da rodovia, que ele, tomado por algum tipo de emoção e sem planejamento nenhum, me pediu em namoro. Desculpe. Eu sou muito romântica e a única resposta que consegui dar foi em forma de outra pergunta. Aqui no acostamento da rodovia? Virou piada. Mas uma bem sem graça. Nunca respondi.

A viagem seguiu e, quando estávamos nas últimas horas, perto demais para voltar, ele gritou comigo pela primeira vez. Chorei, chorei muito.

Eu falei para ele tomar cuidado, pois percebi que a moto que estava na nossa frente diminuiu muito a velocidade, rapidamente, enquanto nós dois olhávamos para o pôr do sol.

Ele não pediu desculpa, ele me explicou que ele era, naquele momento, o motorista e que era responsável e que eu não precisava dizer o que ele deveria fazer. Leu isso? Deu um nó na sua cabeça? O que você faria? Eu nunca, até esse momento, tinha contado isso para ninguém. E essa história só existe, porque eu fiz o que ninguém teria feito. Eu não estou te escrevendo isso para dizer que sou mais que ninguém. Longe disso. Eu sou eu. Assim como cada um é único. Isso torna cada história única.

Eu pedi desculpa.

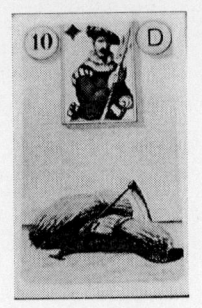

CARTAS EMBARALHADAS 9

Lembre-se que eu estava apaixonada e essa era a minha lente.

Chegamos em casa. Na minha casa que agora era a nossa casa. Eu não tinha espaço sobrando, mas abri um espaço para as coisas dele no guarda-roupa, nas gavetas e um espaço enorme na minha vida. Eu tinha uma rotina estabelecida de atividades que eu costumava fazer e que a princípio não causaria nenhum problema, pois ele estaria ocupado produzindo os conteúdos na maior parte do tempo. Mesmo assim, abri mão de muita coisa. Fiz algumas escolhas, deixei de conversar com pessoas próximas, amigos, para que isso não viesse a ser nenhum problema.

Os primeiros dias, as primeiras semanas, foram de adaptação. Eu percebi que cada vez que eu saía, fosse para ir ao mercado, manicure ou até mesmo visitar a minha mãe, a reação dele era de uma certa desconfiança, o que a princípio me pareceu normal, pois ele não conhecia minha vida e minha rotina. Acabávamos fazendo tudo juntos.

Era uma vida totalmente nova e eu imagino que era muito mais difícil para ele do que para mim. Eu mudei minha rotina, dividi meu tempo, minhas coisas com ele, mas para ele era tudo novo. Eu queria que ele se sentisse o mais confortável possível, que ele realmente se sentisse em casa. Que não lhe faltasse nada. Eu me preocupava com as mínimas coisas, se ele não estaria com vontade de comer algo diferente e que não se sentisse constrangido em pedir. Nós não fizemos um planejamento.

Nunca paramos para pensar no dia a dia como seria. Procurava sempre me imaginar no lugar dele e não parecia ser fácil. Depois de três semanas ele comentou que precisava cortar o cabelo e nesse momento confesso que me senti mal, porque eu sabia que ele não tinha muito dinheiro, também lembrei que precisaria pagar a conta do celular e que eventualmente precisaria ir a um médico ou, o que aconteceu, ao dentista. Sentamo-nos e conversamos sobre essas coisas. Eu me sentia responsável e não queria estar no lugar dele. Esses gastos não representavam muita coisa, mas acreditávamos muito no alcance que a nossa história teria e isso me deixava um pouco mais confortável, pois sabia que a situação dele era transitória. Procurei tranquilizá-lo de que estava tudo bem, pois ele se mostrou preocupado e, já que eu havia tocado no assunto de saúde, comentou que estava sentindo uma leve dor de dente e confidenciou que já fazia alguns anos da última vez que iniciou um tratamento, porém não pôde concluir. Senti tanta pena. Não que ele fosse um coitado, mas você gostar de uma pessoa e ver ela passando por essas situações é muito triste. Marcamos dentista para a mesma semana e todos os procedimentos foram realizados.

Tudo foi acontecendo ao mesmo tempo. A primeira providência que tínhamos que tomar era o passaporte. Descobri que ele não tinha o documento de identidade, tinha sido roubado, há muito tempo, e o único documento que ele tinha era a carteira de motorista. Inclusive me senti aliviada de saber que esse documento ele tinha. Seu título de eleitor estava irregular, o que dificultou e atrasou um pouco mais o processo. Juntamente com isso, começamos a procurar as passagens e os dias foram passando. Eram muitas providências que deveriam ser tomadas em paralelo ao nosso combinado e eu não via ele se movimentando, preparando nenhum material, nem falando sobre o assunto. Ele continuava postando fotos, vídeos da cidade e das novidades, mas nada, absolutamente nada, sobre o nosso combinado, e o tempo passando. Senti que nas coisas mais importantes, as decisões sempre tinham que ser minhas, pois ainda que ele se mostrasse muito esperto, muito inteligente, ele travava na hora da decisão. Porque faltava-lhe o real conhecimento e principalmente a vontade. Pesquisei por dias, as passagens, o itinerário, valores, e cada vez que eu tentava dividir essas questões com ele, o meu problema aumentava, pois eu ainda tinha que explicar como tudo aquilo funcionava, porém ele não se mostrava aberto a aprender, não ponderava opiniões diferentes da dele e confundia opinião com conhecimento.

Dessa forma aconteceu quando insisti para que começássemos a pensar no primeiro vídeo falando da nossa história, para contarmos o início, como havíamos nos conhecido e dar início ao projeto, que para mim era como uma contrapartida, e ele havia se comprometido com isso. Já nas primeiras tentativas percebemos que os nossos conhecimentos eram distintos sobre o mesmo assunto. No início foi sobre horário e frequência das postagens. A justificativa foi dele ter assistido um vídeo que falava a respeito do assunto. Não pude me conter, falei que conhecimento era muito mais do que a opinião de uma pessoa e essa frase eu repeti inúmeras vezes para situações diferentes. Aquilo começou a me abalar muito. Tudo que falávamos virava discussão, briga e choro da minha parte. As passagens estavam compradas, o passaporte dele que estava pendente ficou pronto. Estávamos nos preparando fisicamente, caminhando cerca de 20km no mínimo três vezes por semana. Começaram os gastos com roupas e acessórios que precisavam ser próprios para aquela caminhada, botas especiais, mochilas... comprei tudo em dobro e estaria tudo bem se o nosso combinado estivesse sendo cumprido. Comecei a cobrar para que os vídeos saíssem. Era tocar nesse assunto, brigávamos. Ele levantava a voz, ficava brabo, nervoso, então eu decidi deixar na mão dele a produção e parei de opinar. O que fizesse estava bom. Mesmo eu achando que estava péssimo. Tínhamos uma página nossa de casal para as postagens e parei de seguir. Eu nem sabia o que estava sendo postado e quando ele me marcava eu não compartilhava.

Devido às frequentes discussões parei de cobrar. Teve um dia que ele me disse que se sentia travado, que sabia que não estava produzindo, porém que estava difícil para ele. Ele não tinha certeza se era aquele tipo de conteúdo que queria produzir... O que eu poderia dizer ou fazer? Faltando dias para a viagem, como eu iria cancelar tudo, era o maior sonho da minha vida e provavelmente o último. Eu não conseguiria ir sozinha, eu precisava dele. Eu vinha num processo de autoconhecimento e estudava muito sobre o assunto, percebi que nas reações dele havia muitas questões emocionais para serem resolvidas. Eu sabia que ele precisava de ajuda, ainda que não admitisse. Dei de presente para ele um treinamento imersivo do qual eu já tinha participado e que eu julgava ser muito apropriado para que ele trabalhasse suas emoções. Ele ficou muito feliz e agradecido, foi sem dúvida transformador, porém seu ego em poucas semanas começou a questionar o conhecimento dos instrutores, como se ninguém pudesse saber mais do que ele mesmo.

O Mateus experimentou a mudança, mas estava muito apegado às suas crenças limitantes. Não podia aceitar a mudança e negar tudo que acreditava sobre si mesmo. Mas eu acreditava que o Caminho iria colocar tudo no devido lugar e, além do mais, tirando essas questões, no resto do tempo, ele era carinhoso, prestativo e a mão dele no meu pescoço sempre zerava toda e qualquer situação. O dia sempre amanhecia com ele me olhando e sorrindo, café na cama e bilhete de amor.

FOTOGRAFIA 1

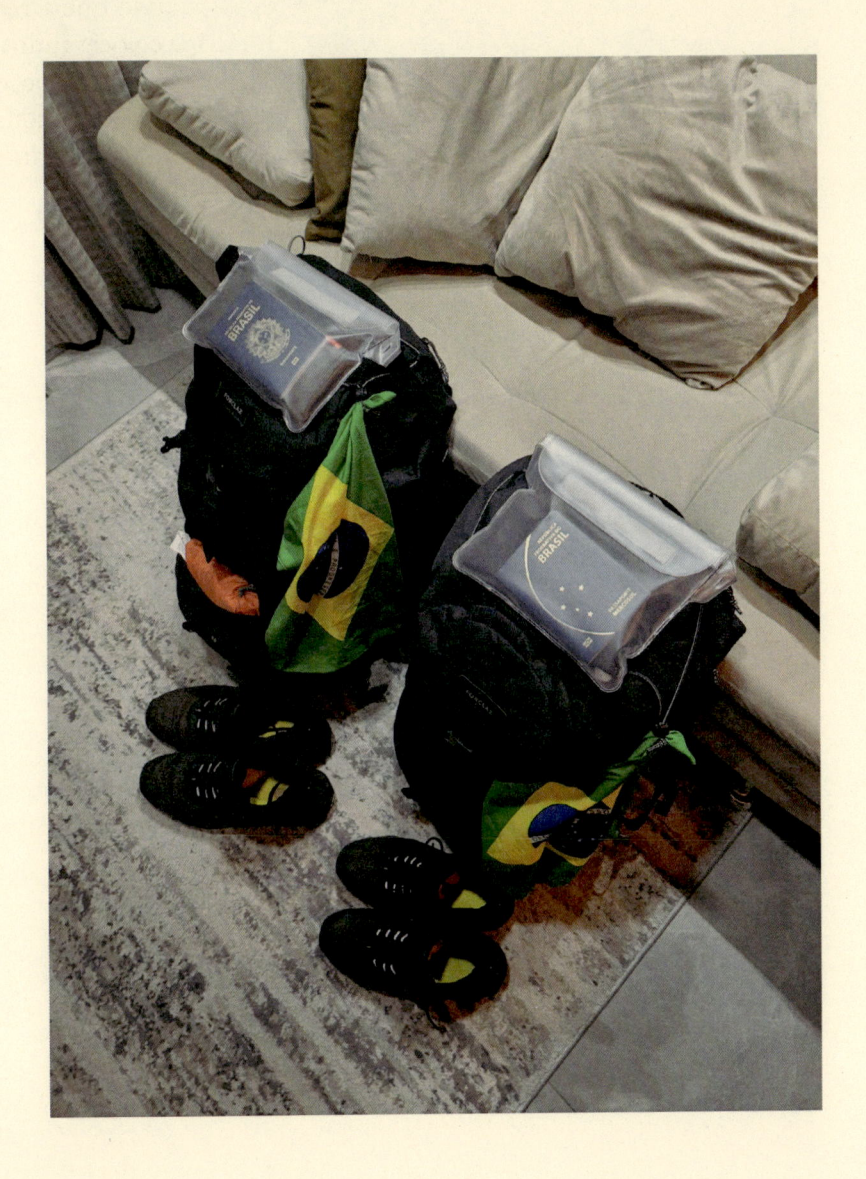

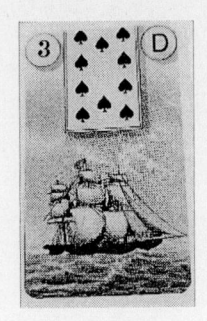

DESAFIO 10

O dia da viagem chegou e eram tantas coisas acontecendo ao mesmo tempo. Tínhamos passado por duas despedidas, primeiro com uma reunião de família. Foi tão especial, parentes que há muito tempo eu não via, além dos meus irmãos por parte de pai, sobrinhos, meus filhos. Fizemos uma foto linda. Recebi tanto carinho, foi delicioso. Na noite anterior jantamos só com meus filhos. Estávamos preparados para aquele momento com o coração repleto desse amor e encorajamento que recebemos e muito boas energias. Recebi mensagens de carinho de amigos, tudo muito especial. E esses sentimentos estavam presentes. E tudo aquilo tinha um valor extra, receber todo aquele amor das pessoas, aquele carinho... Era uma despedida muito maior do que eu esperava e que eles não imaginavam.

Posso dizer que a primeira parte da viagem, de casa até o marco inicial do Caminho Francês de Santiago de Compostela durou quatro dias. Longos e cansativos, porém tudo era novidade. Tudo era emocionante aos nossos olhos. Descoberta atrás de descoberta. Desde a saída de casa, saber que só voltaríamos depois de quase dois meses, sabendo que não seríamos os mesmos. Era um sair sabendo que não voltaríamos. Outros voltariam. Carregar a mochila cheia foi a primeira novidade. Estava pesando dez por cento do nosso peso corporal ou um pouço mais. Fomos muito moderados, carregávamos só o estritamente necessário. Eu estava indo com uma calça e levando outra, vestindo uma camiseta e levando outras três.

Corta-vento, capa de chuva, material de higiene, primeiros socorros... tudo que era indispensável. Aeroporto, espera, voo, espera, conexão, espera, espera, espera. Madri. Eu nunca estive na Espanha, o Mateus nunca havia saído do Brasil. A temperatura estava bem baixa, íamos de ônibus até Pamplona, e a espera, por sorte, era no próprio aeroporto, mas foi sofrida. Hora de vestir tudo que tinha na mochila. A viagem até Pamplona foi tranquila e a paisagem era bem agradável. Passamos a noite na cidade e que emoção senti quando avistei pela primeira vez as placas do Caminho. Iríamos começar pela França e ainda precisávamos de mais um trecho de ônibus para chegar ao nosso início oficial, mas passaríamos ali no terceiro ou quarto dia de caminhada. Era a emoção de saber que estávamos perto. Estávamos os dois contidos e até introvertidos, reflexivos. Sem muitas conversas. Até a chegada em San-Jean-Pied-de-Port, na França, eu tinha tudo preparado e agendado, precisávamos apenas seguir o roteiro. Então foi fácil. Até chegar lá. Descemos em SJPP e não era uma rodoviária, não havia placas, e mesmo eu gostando e tendo muita facilidade com mapas, acreditava que íamos dividir ou compartilhar essas tarefas. Já abriu o mapa do seu aplicativo, perguntei.

Ele não tinha baixado o app do Caminho, estava sem internet e não se mostrou preocupado, outras pessoas desembarcaram ali, com suas mochilas e rapidamente se dissiparam pelas ruas e nós estávamos ali. O Mateus estava muito preocupado em pendurar sua bandeira na mochila, muito mais do que em chegar ao Centro de Acolhimento ao Peregrino para que pudéssemos nos registrar e pegar nossa credencial. Documento esse que comprovaria que éramos peregrinos e nos garantiria dormir em albergues cujo valor era o mais acessível. Ok. Eu posso fazer isso também. Credenciais na mão, primeiro carimbo de muitos que viriam. Era o início daquele sonho. Eu estava lá. Sem expectativa do que seria, sem almejar encontrar ou me tornar nada. Eu estava no Caminho de Santiago de Compostela. De uma forma inimaginável, com uma companhia que me desafiava e me surpreendia na mesma medida. Demoramos para encontrar um lugar para dormir, já estava tarde, e a maioria dos lugares já estava lotado. Andamos e andamos..., mas era isso que íamos fazer, não é mesmo?

Foi dentro da cidade procurando pouso que encontramos um anjo. Acredita nisso?

Vou te contar e você faz seu julgamento. Entramos num albergue, lembrando que estávamos na França. Não falávamos nada em francês, mas o dono, percebendo isso, começou a falar em inglês. Eu entendia pouco e o Mateus menos ainda. Falou o preço, indicou onde ficava a cozinha, os quartos, horários... e eu fui entendendo pelo contexto. Perguntou de onde éramos e se íamos começar no dia seguinte. O meu mau entendimento do idioma foi certamente agravado pelo nervosismo do momento e respondi tudo simplificadamente. Nessa hora, o gentil homem pediu que nos sentássemos e apontou para as duas cadeiras postas em frente a uma escrivaninha do que parecia ser a recepção do lugar. Sentou-se ao lado oposto e colocou as duas mãos sobre a mesa com as palmas viradas para cima, como se ao mesmo tempo estivesse recebendo uma carga de energia e a emanando para nós. Pediu, com uma voz bem mais suave do que aquela que estava usando até o momento, que não tivéssemos pressa, não reservássemos os próximos albergues, pois isso faria com que tivéssemos que cumprir um horário e o Caminho não era para isso. A cada frase, ele parava por alguns segundos, como que esperando para que assimilássemos o significado de tudo. Parem quando se cansarem, comam quando tiverem fome e durmam quando tiverem sono. Vivam cada passo do Caminho. É para isso que estão aqui. Eu olhei para o Mateus, que estava olhando fixamente para o homem. Perguntei se ele tinha entendido o que o homem falou e ele, sem desviar o olhar, me respondeu que havia entendido tudo. Eu também havia entendido tudo. Não tínhamos conhecimento da língua para aquilo, mas entendemos tudo. Como se as palavras e o sentido tivessem nos atravessado, não eram palavras, eram sentimentos, ou mais que isso, eram ensinamentos. O homem abriu um largo sorriso e sem dizer mais nada apontou para as escadas que ascendiam aos quartos.

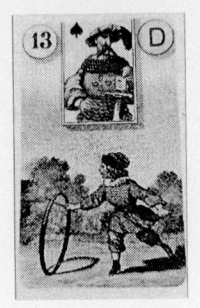

PRIMEIROS MOVIMENTOS

11

Os primeiros passos são iguais para tudo que vamos fazer, já pensou nisso? Desajeitados, com certo medo, um pouco de ansiedade, mas, além de tudo isso, estávamos motivados. E eu, obviamente, muito emocionada. Ahhh!!! Eu saí do albergue chorando, acordamos às 6 horas da manhã, já nos sentindo peregrinos. Eu dormi muito mal. Ficamos num quarto com três beliches, mas como estávamos em três pessoas nesse quarto, acabamos pegando as camas de baixo. O rapaz que estava ali era oriental, passou quase todo o tempo com fone de ouvido e trocamos poucas palavras na tentativa de inglês dos dois lados. Às 22h apagou a luz. Eu quase não respiro no breu. Deixei a tela do celular acesa no tempo máximo, e eu até pegava no sono, mas quando a luz se apagava eu acordava novamente. Fiz isso várias vezes, mas não ia ser possível passar a noite dessa forma e, ainda que o nosso companheiro de quarto estivesse com seu tapa-olho, eu não iria deixar a lanterna acesa, pois me parecia falta de respeito. Meu medo simplesmente não me deixava dormir. E no dia seguinte eu andaria meus primeiros 20 e poucos quilômetros, carregando 8kg nas costas por um lugar desconhecido... tudo isso vinha à minha mente e só piorava a situação.

O Mateus estava no beliche ao lado dormindo, mandei uma mensagem, pois não queria acordar o vizinho, mas o celular dele estava desligado. Chamei primeiro baixinho, depois fui subindo o tom de voz, até que ele me ouviu. Estou com muito medo, não consegui dormir ainda, sussurrei o mais alto que pude.

Venha deitar-se aqui, ele respondeu. Na minha cabeça eu estava cometendo um crime, o que iriam pensar se vissem nós dois na mesma cama, mas não tive escolha, fui feito bandida, deitei-me ao seu lado encolhida como uma criança desprotegida, ele me abraçou com todo o carinho e acolhimento, me acalmou e em minutos eu adormeci. Quando acordei já estava um fio de luz do corredor entrando por baixo da porta, já começava a movimentação dos hóspedes. Tudo dentro da mochila e ela já acoplada ao corpo, lá estávamos nós na rua, duas pequenas quadras e podíamos ver um portal.

O início do Caminho Francês. Lágrimas escorriam, fiz menção de um abraço, o Mateus recusou, pediu que eu esperasse um pouco, pois precisava registrar aquele momento. Tirar fotos. Respeitei. Fui andando sozinha e agradecendo por aquele momento tão especial. E na verdade tão meu. Passamos o portal. Destino Roncesvalle. Lado direito, caminho pelos vales e florestas de Valcarlos, lado esquerdo subindo pelos Pirineus. Já sabíamos o quanto queríamos ir pelos Pirineus, a subida era muito mais íngreme, risco alto, perigo de que neve, mas estávamos prontos para viver aquilo. Por nossa conta e risco, avisou o agente. Está fechado pelo risco de neve. A trilha fica invisível e o risco de morte existe. Não proibimos, mas cruzando a fronteira, se a polícia espanhola pegar vocês, a multa pode chegar a 2 mil euros. Decisão difícil, mais de 15 anos sonhando com esse dia, mas eu não tinha ido para morrer no primeiro dia. Direita por Valcarlos, fomos nós. Você pode querer muito uma coisa, mas tem que existir um limite no preço a se pagar. Estava escuro ainda, os primeiros quilômetros foram como num labirinto, entramos em algumas propriedades rurais por engano, voltando, mas no fim sempre avançando, sempre. Não tínhamos referência de nada. A distância era incomparável com os 20 km que fazíamos no asfalto plano. Vales, rios, florestas fechadas, subidas, muitas subidas, seis horas só subindo sem saber quanto faltava e, quando pensei que não podia mais, outra subida muito íngreme, fui quase de joelhos, e então a surpresa, os que já haviam finalizado a subida em sua totalidade recebiam os que chegavam com palmas e alegria. Foi emocionante e revigorante. O valor de um gesto. Pessoas do mundo inteiro, ninguém se conhecia, mas já estávamos ligados por um ideal. E isso fez toda a diferença para continuar por mais 3 ou 4 quilômetros que ainda faltavam para concluir o primeiro dia dos 40 que andaríamos. Chegamos a um mosteiro no final do dia. Esse era o único abrigo para todos naquela noite. Era lindo, imenso, com infraestrutura para acolher todos, vários voluntários trabalhando para que tudo saísse adequadamente. Passamos pelo credenciamento, carimbo, encontramos nosso beliche naquela imensidão, banho... nossa!!! Me senti renovada. Tínhamos nossos sanduíches e já estava pronta para descer e pegar os últimos minutos de sol num jardim central belíssimo. Vamos!!! Tentei apressar um pouco o Mateus, que estava no celular. Preciso postar os vídeos e as fotos de hoje, me respondeu. Expliquei que o sol estaria ali, se muito, uns 15 ou 20 minutos. Eu estava com muito frio, cansada, achava que aquilo fosse realmente me fazer bem. Então, escutei pela primeira vez a palavra "seguidores" saindo com muita convicção de sua boca. Estariam aguardando e ali tinha boa conexão. Não entendi. Tanto tempo cobrando para produzir, postar, ter engajamento. Quem eram os seguidores???

A conta que seria para isso tinha naquele momento menos de 150 seguidores. Estávamos num fuso horário diferente e qualquer coisa poderia esperar alguns minutos. Como poderiam naquele momento se tornar maior do que a experiência que estávamos ali iniciando? Não fazia sentido.

Falei que não precisava se preocupar, poderia seguir fazendo o que estava fazendo, pois eu iria me deitar. Agressivamente, disse que não iria mais postar nada e que iria descer para comer seu sanduíche no jardim. E saiu. Não sei se comeu, que horas voltou. Sei que eu não comi, não assisti a missa famosa de boas-vindas e bênçãos pelo início da jornada aos peregrinos. A primeira noite foi de medo, a segunda de arrependimento. Sentimento novo para mim, mas que estava se tornando frequente.

FOTOGRAFIA 2

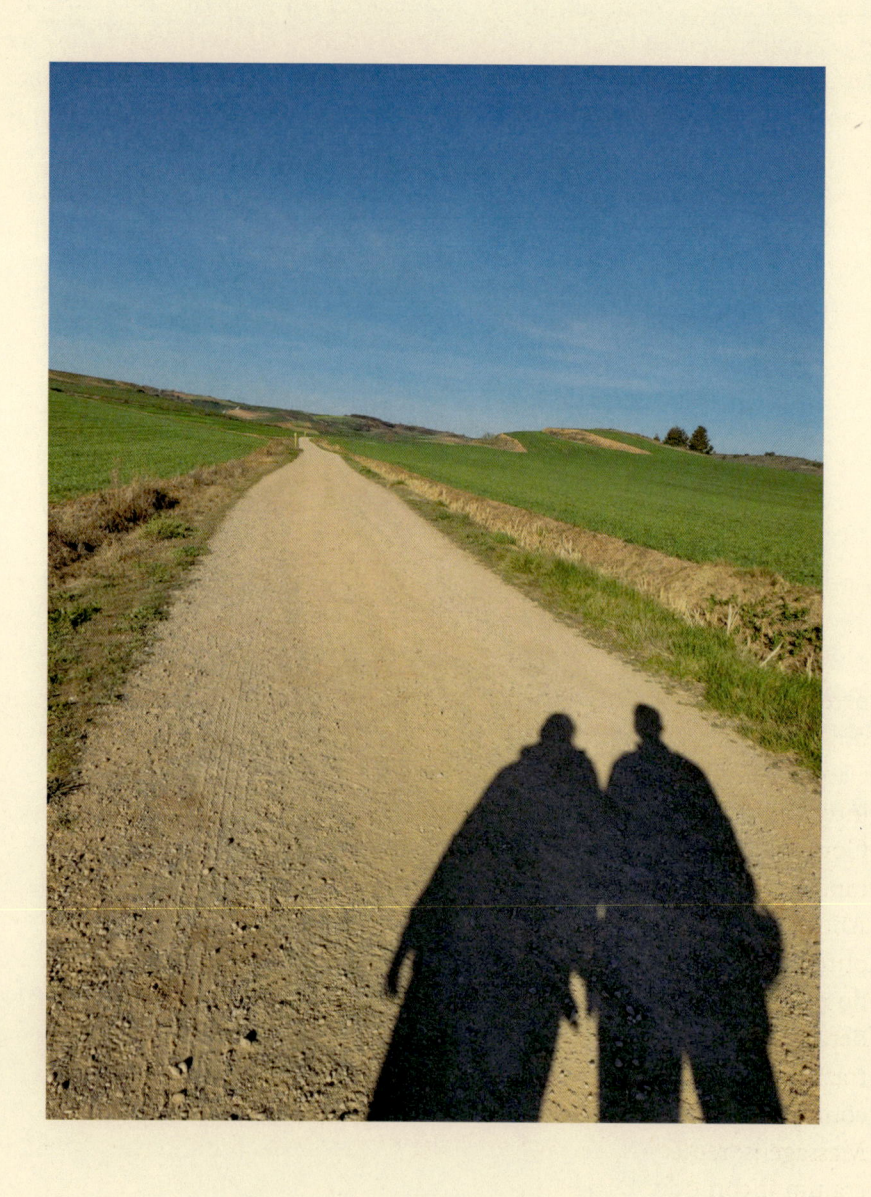

Vía sin nombre, 26324 Alesanco, La Rioja, Espanha

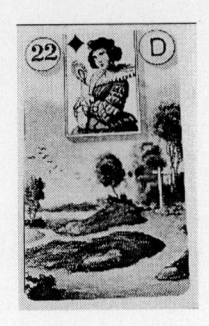

O JOGO 12

Muitos acontecimentos eu não conseguiria colocar numa linha cronológica, mas posso afirmar que foram se repetindo, se intensificando. O meu pensamento era de questionar o porquê de eu estar aceitando ou o porquê de estar passando por aquilo. Seria o preço que eu teria que pagar para ter companhia? Como não criei nenhuma expectativa sobre algo que viesse dessa peregrinação eu me permiti esperar para saber o que viria. O comportamento do Mateus era muitas vezes rude e grosseiro, ele costumava levantar a voz e aquilo me magoava muito. Diálogo praticamente não existia, estávamos intolerantes um com o outro. E isso foi fazendo com que eu me fechasse. Com o passar dos dias, as dificuldades foram sendo administradas, dores, cansaço, mudanças de temperatura... já sabíamos lidar com essas questões. Apesar da paisagem mudar muito, era uma mais linda e deslumbrante que a outra, o sacrifício era andar, só andar. O peso da mochila passou a ser o peso do nosso corpo e já não fazia muita diferença, mas não dava para desconsiderar que 8 ou 9kg a mais nas articulações por oito horas seguidas foram trazendo consequências. Meus pés estavam inflamados, o Mateus também começou a sentir dores nas pernas e tivemos que lidar e conviver com isso. Massagens, remédios, descanso. Mas não sentíamos o peso da mochila, não era um incômodo. E todas as dificuldades do início foram virando rotina. Caminhar, comer, tomar água e dormir e repetir, repetir... O problema estava no que saía fora disso. Muitas outras noites, lutei para dormir no escuro.

Albergues lotados, onde cada um pendurava suas coisas pelos beliches e no escuro tudo tomava forma, eu via vultos e coisas se mexendo. Chorava de medo. Mas também chorava por ser acusada de coisas que nunca fiz e que estavam fora da minha realidade e dos meus objetivos na viagem. Tínhamos que compartilhar o espaço, incluindo banheiros coletivos com pessoas do mundo inteiro. Com costumes muito diferentes dos nossos. Era comum ver pessoas saindo do banho e indo se trocar no quarto na frente de todos. O que para nós era algo incômodo para muitos ali era algo muito normal. E o que poderíamos fazer? Eu me trocava dentro do boxe, levava a roupa numa sacola plástica, pois ficava praticamente embaixo do chuveiro e depois como o espaço normalmente era mínimo precisava de muito malabarismo para não molhar a roupa no chão ao vestir, eu sinceramente me sentia mais confortável assim do que em me trocar num quarto misto. Mas tudo isso nunca foi suficiente para o Mateus se sentir seguro, quando alguém ia se trocar, independentemente do sexo, ele ficava extremamente irritado, falava alto, xingava, mas se eram homens piorava. Ele ficava me olhando fixamente e me perguntava se eu iria olhar ou então dizia para que eu virasse o rosto, fechasse os olhos e muitas vezes falava coisas como: Gostou, né? Você gosta de ficar olhando? Se eu precisava ir ao banheiro, ele sempre falava para ter cuidado, pois ele não era idiota e quando eu voltava queria saber aonde fui, por que demorei, que eu estava fazendo graça pelo albergue. E com o passar do tempo, tudo foi piorando, pois me sentia cada vez mais acuada, mas eu me fechava, menos falava. Nossos contatos com outras pessoas foram mínimos. Eu vivia em constante medo de suas reações. Durante o dia caminhando também não era fácil a convivência, o cansaço fazia com que tudo tivesse um peso maior. Eu não podia caminhar na mesma velocidade dele, então infelizmente adotamos um padrão, ele ia sempre na frente. Por mais linda que fosse a paisagem à frente... na minha frente, sempre estava ele. Que deixou claro muitas vezes que não conseguia andar se arrastando. E tinha que fazer muito esforço para, de tempo em tempo, me esperar. Fui me sentindo um peso, cada vez maior. Eu me preocupei tanto em não o deixar se sentindo mal ou inferiorizado, que dividi o dinheiro das despesas. Comida, albergue... cada um ficava responsável pela sua parte e não precisaria pedir para o outro quando quisesse comprar algo para comer ou beber. Ainda que lugares para isso não estivessem assim tão disponíveis. Às vezes, muitos quilômetros separavam um simples café de outro.

E quando conseguíamos entrar em acordo sobre parar para comer ou beber algo, o que não era sempre, pois por mim eu pararia em todos os lugares em que fosse possível, e isso se dava a cada 5km, outras vezes bem mais que isso, por ele nunca parávamos. Até que comecei a entender que a questão era o ponto de vista. Eu me sentia cansada, queria parar, sentar-me, tomar um café, mas para ele era gasto. Começou então a dizer que eu não tinha controle e que, se tínhamos dividido o dinheiro, eu não poderia obrigá-lo a gastar, que íamos acabar ficando sem e por vezes deixávamos de comer porque ele não admitia pagar o preço que cobravam. Mas o dinheiro era meu. Eu estava cansada, eu queria parar. Mas não podia. As acusações eram severas. Até que aquela divisão não fazia sentido. Independentemente de quem carregava o dinheiro, para evitar cara feia, ele sempre decidia se aquele dia era um bom dia para uma refeição completa ou seria apenas para um lanche. Até o dia em que descobrimos o menu peregrino, uma refeição completa acompanhada de salada ou sopa, pão, uma garrafa de vinho e sobremesa. Era o que tinha de mais econômico para os peregrinos. Entre 11 e 16 euros por pessoa. Então às vezes, e depois com mais frequência, ele decidia que podíamos comer. Eu estava há alguns anos sem álcool e sem açúcar, como uma forma de ajudar a controlar as oscilações da bipolaridade, e ele também não ingeria álcool. Eu só não sabia o real motivo.

FOTOGRAFIA 3

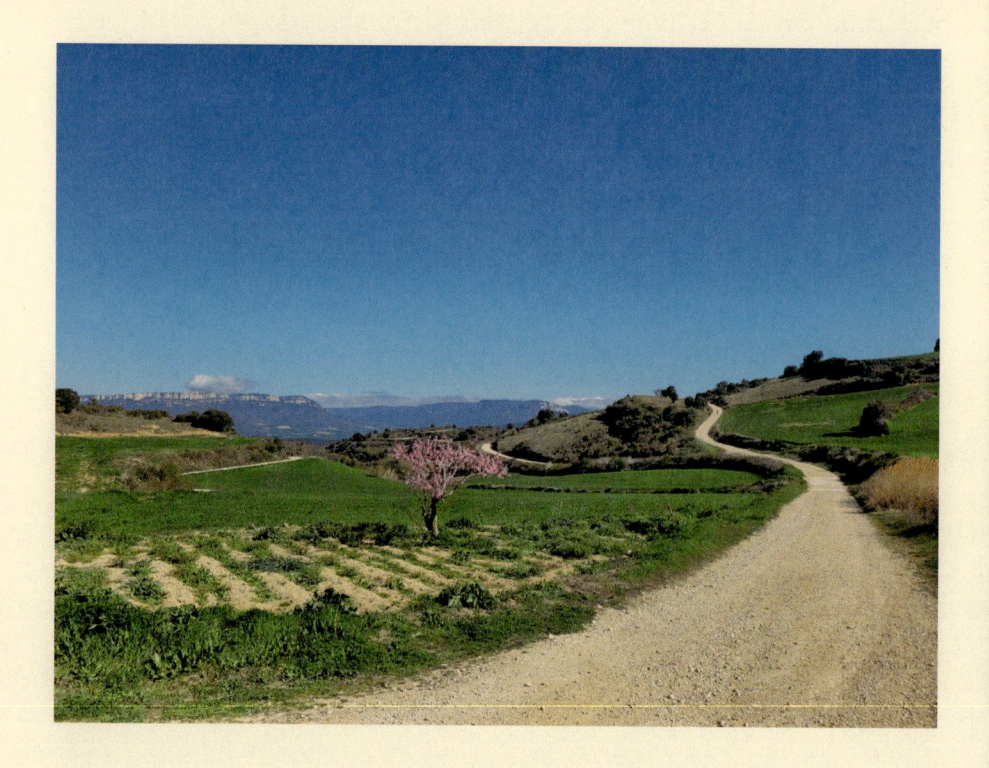

Vía sin nombre, 31241 Igúzquiza, Navarra, Espanha

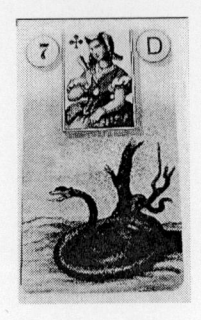

BLEFE 13

Estávamos completando um terço do percurso, os problemas relativos ao corpo estavam aparentemente estabelecidos, mas meu pé só piorando. Já tínhamos parado um dia para tentar recuperar, eu estava tomando anti--inflamatório, analgésico e, mesmo assim, nas noites precisava colocar gelo. Mas bastava colocar o pé dentro da bota que a dor aumentava. Meus passos ficaram ainda mais lentos. Um percurso de um dia, que fazíamos entre 6 e 8 horas, dependendo do terreno, começamos a completar em 10 horas, até que fomos obrigados a começar a reduzir as distâncias diárias, consequentemente aumentando o tempo total da viagem, da convivência, das brigas, e os gastos. Decidi que teria que trocar as botas por um par de tênis. E foi nessa função de caminhar pelas lojas da cidade onde dormiríamos que ouvimos um desconhecido nos chamando e perguntando em inglês por determinado restaurante. Não conhecíamos nenhum restaurante, pois ainda não tínhamos parado para jantar, estávamos há algum tempo procurando por um par de tênis que fosse próprio para aquele tipo de caminhada, não poderia ser um modelo qualquer. O Mateus também se convenceu de que suas botas, ainda que não lhe machucassem, por já estarem furadas, não durariam muito tempo. Ali trocamos de calçado. Claro que nem tentaríamos explicar isso ao desconhecido, até descobrir que era um brasileiro, tão inábil no inglês e tão faminto quanto nós. Aaron foi um anjo que nos acompanhou num pedaço do Caminho. Sinto saudade do seu bom humor. Ele trouxe alívio para nosso espírito.

Jantamos juntos, nos despedimos e na manhã seguinte, sem que tivéssemos combinado, voltamos a nos encontrar. Isso era algo impressionante no Caminho, essa não foi a única vez e nem com a única pessoa. Mesmo com centenas de pessoas saindo de albergues diferentes em horários diferentes, os afins sempre voltavam a se encontrar, até que chegasse o momento de se despedir de vez. E por essa razão, que certamente não foi coincidência, caminhamos com o Aaron por quatro dias. Quatro dias em que rimos muito com suas histórias, piadas, dividimos lanches e alegrias. Ele caminhava com um cajado muito rústico feito de um galho de madeira e, quando minha dor queria atrapalhar, ele fazia questão que eu o usasse. Até que paramos numa cidade e cada um de nós adquiriu um par de cajados profissionais, era preciso. Essa foi a parte boa desse encontro e a única que o Aaron ficou sabendo. Na primeira noite, no primeiro jantar, o Mateus encontrou no Aaron uma boa companhia para a garrafa de vinho, já que eu, no máximo, tomava meia taça. E dali também veio a cerveja, o chopp e os meus problemas. Percebi que o comportamento do Mateus mudava muito rápido, bastava a primeira taça e ele já estava mais solto, desinibido, carinhoso... o que era muito difícil de aceitar, estávamos há dias num crescente desentendimento, brigas — e conversa quase não existia. Mas naquela noite ele começou a me abraçar no restaurante, me fazer elogios e tentava me beijar. Achei bem inconveniente. Pareceu-me muito para o ambiente em que estávamos e principalmente porque estávamos com outra pessoa na mesa. Fui contornando a situação e logo após o jantar fomos para o hostel, naquele dia íamos dormir num quarto privativo, pois o valor se igualava ao do albergue e assim poderíamos ficar mais à vontade, dormir melhor e para a minha alegria com alguma luz. O Mateus entrou no quarto me agarrando, me pegando e foi no segundo em que ele segurou no meu pescoço com força que voltei no tempo, me entreguei aos seus beijos e tivemos novamente momentos deliciosos. Foi como se tudo tivesse voltado ao que era para ter sido. Dormimos abraçados, com uma luzinha acesa, quase penumbra.

Que perfeito!!! Seria assim dali pra frente.

No dia seguinte, acordei com outra disposição. Eu acreditava que o período difícil tinha ficado para trás. Caminhamos de forma muito mais agradável, rindo e conversando, mas percebi que o Mateus não estava inteiro, algo o incomodava. Terminamos aquele dia em mais uma cidade supercharmosa e antes de nos despedirmos do Aaron já marcamos um lugar para, depois do banho, jantarmos juntos.

E assim foi. Jantamos, beberam ainda mais que na noite anterior, pois depois da primeira garrafa o Mateus deixava de controlar os gastos e por consequência seu comportamento. Tornava-se apaixonado. E pela segunda noite consecutiva dormimos juntos e foi maravilhoso. Eu estava convicta de que a melhor parte da viagem estava sendo aquela. Até que acordou no dia seguinte. Falou que queria conversar sobre algo que tinha acontecido.

Disse que percebeu que eu estava me oferecendo para o Aaron. Que meu comportamento o colocava numa posição desagradável, pois com certeza o Aaron tinha percebido. Não era aceitável que eu ficasse me colocando no meio deles durante a caminhada, nem que eu ficasse me intrometendo na conversa. Eu tentei argumentar. O Aaron era um querido, mas em nada me atraía como homem e, ainda que assim fosse, estávamos juntos. Éramos um casal. Saímos do hostel um pouco mais tarde. Eu me atrasei para evitar encontrar novamente o nosso companheiro do dia anterior, mas a escolha é do próprio Caminho. Sabe aquele ditado que diz que se marcasse não dava certo? Foi exatamente assim que aconteceu. Saindo da cidade, paramos para olhar a famosa fonte de vinho e logo chegou o Aaron. Eu não sabia como agir. Simplesmente travei, me fechei. Aquele dia voltei a caminhar atrás deles, parei para tirar mais fotos, gravei vídeos. Deixei que eles conversassem. No meio da tarde encontramos uma van no meio do nada, servindo café. Às vezes isso acontecia. Era um oásis para mim, principalmente quando descobri que havia refrigerante também. Sentamo-nos numas cadeiras improvisadas para descansar e logo outras pessoas se aproximaram, dentre eles, um outro brasileiro. Esse mais jovem que o Aaron, também mais atraente, o que naquele momento era, sim, um problema. Seu nome era Leonardo. Eu disse oi, mas nem tive a pretensão de ser ouvida, quanto menos eu aparecesse melhor. Seguimos nossos caminhos, que ainda que parecessem o mesmo eram muito diferentes para cada um ali. No seu tempo, no seu ritmo, pessoas apareciam e desapareciam na paisagem. Foi à noite depois do banho quando saímos para comer algo, na praça central, que acabamos um a um nos reencontrando e ali estávamos os já conhecidos e mais alguns conhecidos dos conhecidos. Bebidas, conversas, risadas e eu. Fugindo de contatos que poderiam me trazer mais problemas. Decidiram entrar na pizzaria, única da cidade e que ficava ali mesmo na praça. E o Mateus calculando os gastos e lembro de ter dito para ele relaxar, não era todo dia e na verdade era a primeira vez que nos reuníamos com mais de uma pessoa.

Ele decidiu que era muito caro aquele lugar e que não iria comer. Tive que convencê-lo de que não parecia legal aquela atitude. Alguém pagou uma rodada de vinho, bastou para tudo mudar novamente. Me disse que estava se sentindo constrangido, pois acreditava que deveria pedir vinho também, e aí a matemática mais uma vez deixou de existir. Mas era melhor esse comportamento do que o tom agressivo que ele costumava ter. E normalmente junto com isso passávamos boas noites juntos e era algo bom no meio de tudo que já tinha sido bem pior.

E eu fui me guardando, olhando mais para mim mesma. No outro dia também fiquei distante.

Deve ter valido de algo. O Mateus disse que aquele dia tinha sido ótimo, que eles conversaram muito e a troca foi muito boa. O Aaron seguiu o seu Caminho e serei eternamente grata por toda sua graça. Ainda que eu tenha me calado, ri muito sozinha e isso aliviou minha dor. O Mateus e eu voltamos a ser os mesmos durante os dias. Sem conseguir conversar, discussões, grosserias. Mas as noites não mudaram mais. Eu caminhava com uma pessoa, mas bebia e dormia com outra.

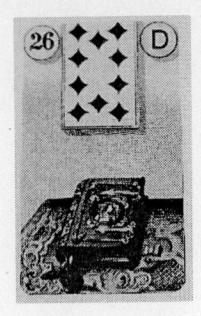

REGRAS   14

Falam muitas coisas sobre o Caminho, uma delas é de que o seu percurso é dividido em três etapas. A primeira é para olhar para o corpo, a segunda para a mente... Estávamos nessa fase. Era inevitável o pensar, o olhar para dentro de si, ainda que as paisagens fossem de horizontes sem fim, ao contemplar tantas maravilhas, era impossível não se questionar sobre quem eu era ali no meio do nada, de um nada tão sublime e tão completo. Era de um silêncio esplêndido, com tanta diversidade de cores, plantas de incontáveis espécies. Não tinha o bonito e nem o feio, o melhor e nem o pior, pois tudo se completava. Cada plantinha, por menor que fosse, compunha a paisagem e era como se, se a mínima coisa não estivesse ali, algo estaria faltando. Meus olhos, com lágrimas, glorificavam o que viam, mas eu muitas vezes fechei-os e me permiti apenas me sentir parte de tudo. Você já se sentiu parte de um todo?

E quanto maior for esse todo, menor será você. E quanto menor você for, maior será o estrago se você resolver simplesmente parar de ser. Tamanha é a importância de cada um dentro desse mundo. Talvez tenha sido num desses momentos em que fechei os olhos que percebi que eu era realmente insignificante olhando de perto, misturada nesse vasto contexto. E por algum motivo, eu não deveria parar. Eu deveria ser como uma daquelas flores bem pequenas, rasteiras, mas que compõem e enfeitam o caminho de quem, como eu, busca na beleza da paisagem motivos para continuar.

Eu ainda não sabia, mas estava decidindo viver. Segui caminhando...
Seguíamos num dia muito quente, andamos umas seis horas sem parar, eu
estava com muita fome, quando finalmente chegamos a um vilarejo com um
único estabelecimento. Lotado, pois era a única paragem depois de tantas
horas. Era engraçado como por muitas horas não víamos ninguém e então
de repente todos estavam reunidos, e logo se perdiam novamente por seus
caminhos. Entramos e como era de praxe havia apenas uma pessoa atendendo.
Ela tirava o pedido, cobrava e preparava tudo e incrivelmente dava conta de
tanto trabalho. Todos os lugares eram assim. Se recebiam em euros, e nessa
época o valor estava seis para cada real, também trabalhavam seis vezes mais.
Mas não eram nada simpáticos. Seria pedir muito. Informou-nos que naquele
momento não tinha mais nada para servir, apenas lasanha. Pareceu-me ótimo.
Sim, peçamos duas, falei para o Mateus. Foi quando, para minha surpresa, ele
disse que não iríamos comer ali, pois era um absurdo pagar por dois pedaços
de lasanha, que tinham cerca de 200 gramas cada, o valor de 16 euros. Eu estou
com muita fome, falei já com as lágrimas querendo brotar em meus olhos.
Eu estou andando faz seis horas, carregando esta mochila, meu pé está inflamado, eu estou menstruada há uma semana, o sol está muito quente, eu preciso
sentar e comer!!! A resposta dele foi pior do que tudo que eu estava sentindo.
Você não dá valor ao dinheiro, nunca vai ter nada desta forma, coloca suas
vontades à frente de tudo, está sendo roubada e não está nem se preocupando...
Se você não quiser comer, eu comerei sozinha, respondi olhando em seus olhos.

Eu comecei a chorar sem derramar uma lágrima. Sentia que por dentro
eu estava soluçando e se me atrevesse a respirar mais fundo eu iria desmontar.
Ele percebeu minha cara, dei as costas e fui sentar-me e ele ficou no balcão.
Fiquei sentada imóvel de cabeça baixa; quando voltei à realidade, o Mateus
estava chegando com dois pedaços da lasanha. Estava com gosto horrível
e era tão pequeno que cabia na palma da minha mão, mas senti uma certa
satisfação em comer, não sei se era só pela fome, tinha o tempero da fúria.
Aquele não era o final do percurso do dia e ainda faltava um bom trecho
pela frente. Saímos sem nem olhar um para o outro. Caminhamos uns
minutos assim e eu não estava suportando o sol na cabeça. Não gostava de
usar chapéu, mas carregava na mochila. Não tinha nenhuma sombra onde
eu pudesse parar e soltar novamente todas as amarras da cochila, precisaria
deitar ela no chão e abrir para pegar o chapéu e depois fazer o processo inverso.

Era bem trabalhoso e evitávamos fazer isso. E nessas horas um servia muito bem como apoio para o outro. Até para tomar água, era muito mais fácil se eu tirasse a garrafa da mochila dele e ele da minha. Tive que pedir ajuda. Abriu o zíper, encontrou o chapéu, fechou a mochila e ainda me ajudou a colocar na cabeça, arrumando o protetor da nuca e seus botões. Eu nem percebi que alguém tinha passado por nós, alguém que também chorava suas dores e, observando-nos naquela cena, pedia a Deus por um amor assim, de atenção e cuidado. Pedia por seu casamento e pela sua restauração. Era a Amanda. Um presente do Caminho para minha vida. Mas eu não a conheci nesse momento. E só fiquei sabendo que ela passou por nós e nos observou algum tempo depois, e para ser mais específica, dias depois de conhecê-la. Nada é o que parece ser. As coisas são como são. E o que dói em mim pode servir de exemplo para o outro.

FOTOGRAFIA 4

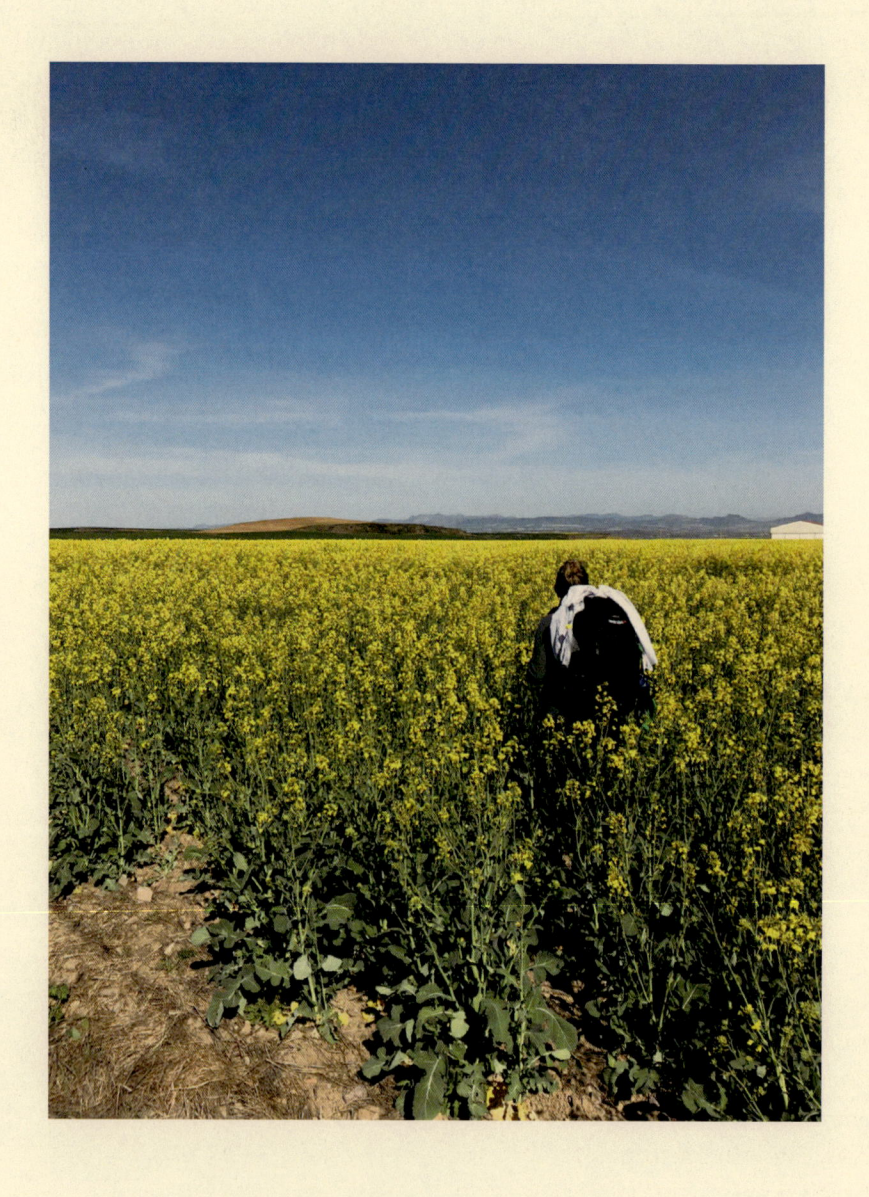

Caminho de Santo Domingo, Cirueña, La Rioja, Espanha

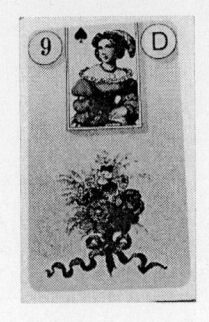

VITÓRIAS 15

Foi em um dos raros momentos em que caminhávamos lado a lado que um outro caminhante passou por nós em seu passo que era apenas um pouco mais rápido do que o nosso, mas nos cumprimentou sem pressa e com o habitual Buen Camino de todos os que passavam. Ao ouvir nossa resposta, logo percebeu que também éramos brasileiros e então perguntou de onde éramos. Deixei que o Mateus respondesse, essa e as outras perguntas que vieram a seguir. Ele queria saber há quanto tempo estávamos no caminho e de onde tínhamos saído, perguntas normais que todos que puxavam conversa faziam. Mas a conversa ali foi adiante. O homem parecia ser uma pessoa bacana, mas eu continuei quieta, porque já sabia que não deveria me meter em conversa de homens, segundo fui orientada. Fui apenas escutando e entendi que aquele homem, chamado Mário, na verdade fazia o caminho com sua esposa, que não quis parar para comer, pois estava sem fome e por esse motivo estava caminhando na sua frente, já que ele havia parado para almoçar. Essa tinha sido uma sugestão que recebi de algumas pessoas, acho que quem não me disse que eu deveria fazer o caminho sozinha, me disse que era muito bom, ao menos em alguns trechos ou, melhor ainda, em alguns dias, caminhar sozinha. Eu já estava tão sozinha acompanhada. Infelizmente precisei passar por tudo para entender que a melhor companhia que eu poderia ter na vida era encontrar a mim mesma. O Mateus seguiu conversando com Mário e descobrimos que iríamos descansar na mesma cidade.

A paisagem já estava mudando, algumas árvores começavam a aparecer e foi quando nos aproximamos de uma muito frondosa com uma sombra bem convidativa que vimos que ali dormia profundamente uma mulher ao lado de sua mochila. Era a Amanda, esposa do Mario. Que obviamente levou um susto, pois não esperava encontrá-la ali sozinha e dormindo no meio daquele nada. Ele ficou visivelmente preocupado, mas era uma pessoa bem reservada, comedida, eu diria. Se aproximou lentamente e a chamou, perguntou se estava bem. Ficamos parados esperando para saber se estava tudo bem.

Ela já abriu os olhos sorrindo e falando, contando e nos abraçando com sua história. Disse que parou para fazer uma oração e sentiu a energia daquela árvore, daquele lugar e se entregou a um sono profundo e que estava tendo um sonho lindo e já levantou e seguimos caminhando juntos. O Mateus seguiu sua conversa com o Mário e eu e a Amanda... continuamos uma conversa. Sentíamos como se fôssemos melhores amigas de toda a vida. Depois de dias discutindo e sem conseguir desenrolar nenhuma conversa, era como se as palavras dela preenchessem as lacunas dos meus pensamentos e sei que minhas palavras foram respostas para suas perguntas ao Caminho. Ela me disse isso. Foi ela quem me ensinou que tudo que eu perguntasse o Caminho me responderia. Também foi ela que me fez ter certeza de que o meu desejo sempre foi ter um matrimônio para toda a vida, assim como era o sonho dela. E ela estava ali com o Mário nessa busca. A Amanda me fez perceber que para um relacionamento ser duradouro é preciso abrir mão de muitas coisas e que eu não estava preparada para isso. Sempre coloquei minha felicidade e meu bem-estar à frente de tudo, mas ali com o Mateus eu estava num extremo oposto e aquilo não era sadio. Um relacionamento é feito de duas pessoas inteiras. Que nunca seremos capazes de preencher as faltas do outro e vice-versa. Nossas dores e nossa velocidade se pareciam, enquanto os homens caminhavam muito à frente, nós duas tínhamos assuntos interessantíssimos e muito enriquecedores. Caminhamos quatro maravilhosos dias juntos. Passavam rápido demais para o tanto que tínhamos para aprender uma com a outra. Ficamos uma noite no mesmo albergue, saímos para jantar e, acredite, sem combinar, na manhã seguinte e nas outras, estávamos caminhando juntos, fosse pela coincidência de horário ou porque nos encontramos num café. E foi numa dessas conversas que descobrimos que lá trás, nos primeiros dias de caminhada, tínhamos passado uma noite num mesmo hostel sem saber. Te conto.

Chegamos num albergue no qual tínhamos feito uma reserva e inclusive tínhamos feito o pagamento pelo app, mas para nossa surpresa o lugar estava fechado e era tarde, a cidade estava lotada, claro que iríamos reclamar e reaver o dinheiro, mas naquele momento o que precisávamos era de um lugar para descansar e dormir. Esse albergue em que tínhamos feito a reserva era na saída da cidade, então mesmo cansados não havia outra opção, já que a próxima cidade estava longe demais, precisávamos voltar e procurar um lugar.

Andamos uns quinhentos metros retornando e encontramos uma mulher falando alto e perguntando para quem passava, brasileiros? Mateus? Olá!!! Somos nós, anunciamos. Então, ficamos sabendo que o responsável pela nossa reserva teve um problema em seu estabelecimento e precisou fechar, mas pediu para essa mulher, uma também brasileira, que nos acolhesse em seu hotel. E que, mesmo sendo mais caro, eles assumiriam a diferença, pois não nos deixariam sem hospedagem. Quando entramos, ela pediu mil desculpas, pois teve que dividir e fechar um pedaço da sala de estar para alojar outros brasileiros, que também ficaram sem hospedagem devido à lotação da cidade. Estavam acomodados no chão dessa sala, pois foi onde ela conseguiu um espaço, já que haviam chegado na última hora na cidade e estavam sem reserva. Ela tinha um lema: brasileiro ajuda brasileiro. Muito querida. E na hora do check-in ela dava uma cartinha que parecia uma figurinha daquelas de colar em álbum. E escrevia à mão uma palavra. A minha era Paz. Achei tão lindo aquele gesto, pareceu-me tão carinhoso. Guardei com muito carinho e fiquei triste uns dias depois e algumas cidades à frente, quando encontrei no chão uma dessas cartinhas com a palavra amor escrita. Juntei e guardei, pensando em quem teria perdido o amor. E falei para o Mateus que eu iria guardar, pois quem sabe pelo caminho eu não poderia encontrar a pessoa que perdeu o amor. E foi contando essa história que descobrimos que o casal que dormia na sala daquele hostel naquele dia era a Amanda e o Mário. E agora pasme. O Mário perdeu a cartinha dele. Sim. Não acredita? Era com a palavra amor. Calma. Não acabou. Eu muito feliz devolvi a cartinha para ele. Mas fiquei muito triste quando chegou o dia de nos despedirmos, eles tinham menos tempo para chegar a Santiago e precisavam caminhar mais quilômetros por dia, o que meu pé não me permitia. Mas ainda tínhamos uma lição a aprender. Caminhamos aquele próximo dia sozinhos e chegamos ao centro geográfico do Caminho. Uma cidade linda chamada Sahagun.

Estávamos na porta do albergue no qual passaríamos a noite, era um mosteiro. Nossas mochilas carregavam a bandeira do Brasil. O que chamava muito a atenção. O mundo gosta do Brasil, reconhece as cores da bandeira e quase sempre escutávamos alguém que passava, a pé ou de bicicleta, gritando Brasil!!! Era agradável esse carinho. E foi quase isso que aconteceu. Um homem se aproximou e falou Brasil. Vocês perderam uma carteira, perguntou. Conferimos os bolsos e não nos faltava nada, mas ele nos estendeu a carteira para que olhássemos. Adivinha de quem era a carteira? Do Mário. E além de dinheiro, junto estava a cartinha com a palavra amor. Ficamos responsáveis por devolvê-la. Mandei um áudio na mesma hora para a Amanda e falei que estávamos com a carteira, mais tarde eles nos avisaram que tinham decidido ficar um dia a mais na cidade em que estavam para nos esperar e para que pudéssemos devolver o perdido. A carteira tinha sido um presente da Amanda para o Mário e ele tinha muito apreço por ela, o que contribuiu muito para a decisão de nos esperarem. Rimos muito com toda essa história. Mas eu não ri por muito tempo. Quando fui gravar o áudio para a Amanda, ao invés de falar que o homem havia deixado a carteira com o Mateus, eu erroneamente falei o nome do meu ex. Claro que apaguei o áudio e gravei outro. Pedi perdão ao Mateus e expliquei que tinha acabado de receber uma mensagem do meu ex, à qual não tinha respondido, mas que tinha lido o seu nome naquele momento... nada resolveu.

Fez um escândalo e isso mais tarde virou um tsunâmi. Mas me deixa terminar este capítulo, porque não acabou na devolução.

No final do outro dia, os encontramos, tomamos um café, rimos mais um pouco de tudo e, quando devolvemos a carteira, o Mário abriu e tirou a cartinha de dentro e me entregou, disse que havia encontrado a sua, a que ganhou no hostel, pois estava no bolso de uma calça e que aquela que encontrei, guardei e entreguei a ele, por algum motivo tinha voltado para as minhas mãos. Concluímos que o Caminho me deu e me devolveu. Eu preciso aprender a receber e aceitar... o amor. Nos dias seguintes fomos nos falando. A história deles teve uma grande reviravolta durante a última parte do percurso. O seu casamento foi restaurado e tenho certeza de que um dia voltaremos a nos encontrar. Fico feliz quando vejo suas postagens e também por saber que estão mais unidos do que nunca.

FOTOGRAFIA 5

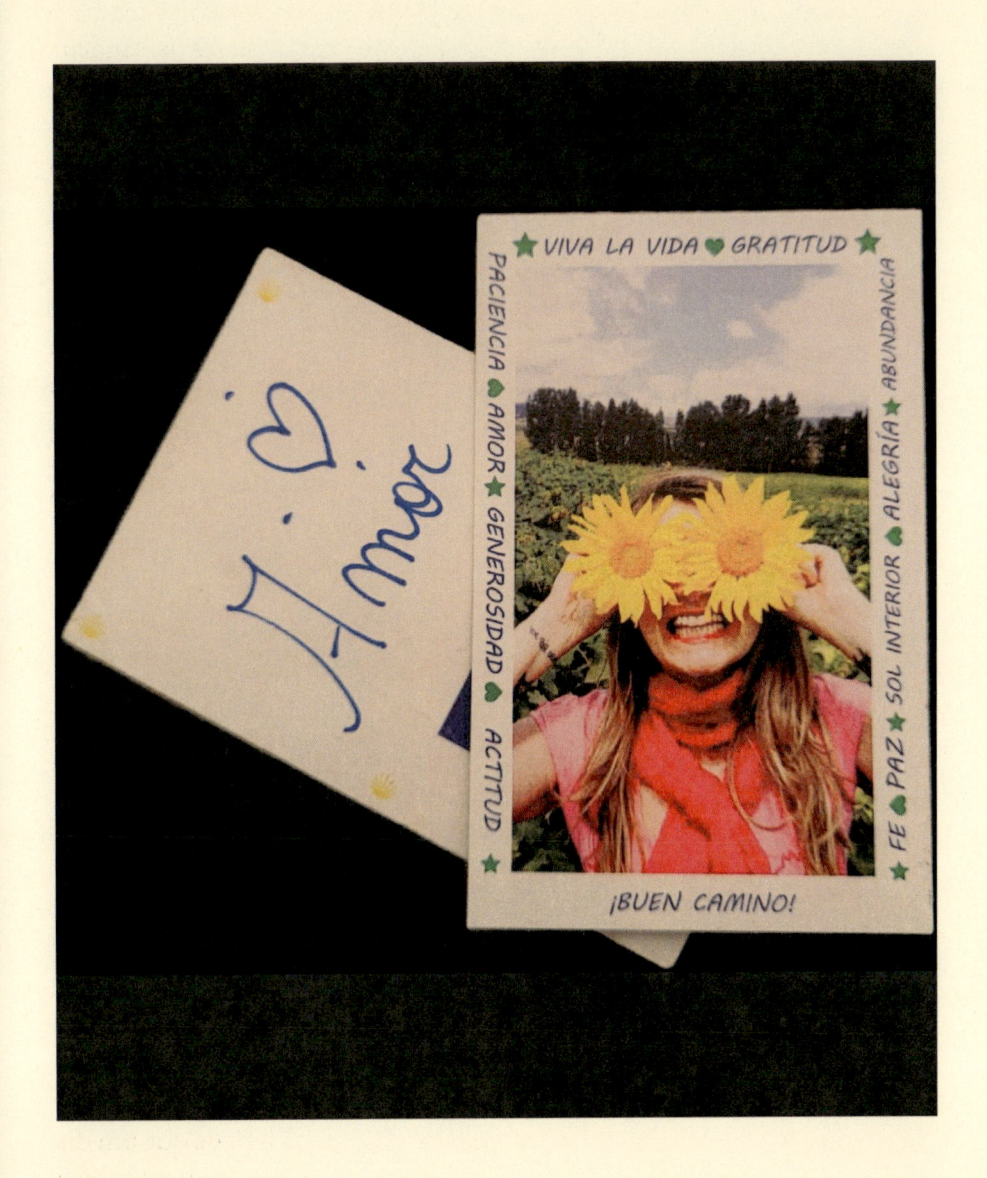

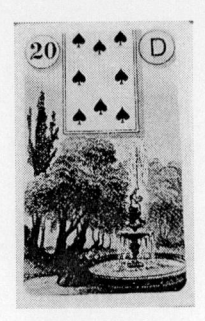

APOSTAS 16

O Caminho estava diferente. A paisagem também tinha mudado bastante. Agora caminhávamos por florestas úmidas e muito fechadas. Por horas íamos ouvindo o barulho do rio, por vezes nos aproximando e por outras mal o avistávamos lá embaixo no vale. Parecia sempre escuro, o caminho era estreito e o medo voltou a me assombrar. O Mateus caminhando sempre mais rápido e eu pedia muitas vezes para ele me esperar, era sempre um problema para ele, mas eu preferia a discussão a ter que andar ali sozinha. Eu sentia algo horrível e inúmeras vezes preferi parar e esperar algum outro peregrino passar do que ainda ter que caminhar com um desconhecido nas minhas costas. Tudo ali ganhava um peso muito maior. Os sentimentos ficavam aflorados. O meu medo virou um monstro. Eu tinha medo de ser atacada e me conectei muito com uma história que havia lido há alguns anos sobre uma moça que tinha sido violentada e morta ali. Seu nome também era Denise e passar no local onde tinha sua foto e uma homenagem a ela mexeu muito comigo. Senti em meu coração que, de certa forma, concluir o meu propósito era também fazer por ela e por todos que não conseguiram. Muitos desistem. Muitas homenagens são encontradas no percurso para pessoas que por algum motivo não puderam concluir. Eu pensei algumas vezes seriamente em desistir. Caminhar por tantas horas, por dias seguidos... não era nada fácil. Mas para mim nada se comparava ao desafio, à provação psicológica e emocional por que eu estava passando. E ainda que fosse daquela forma, era o próprio Mateus que não me deixava desistir. Teve um dia, depois de uma das nossas discussões, que ele foi realmente muito rude comigo.

Me xingou, disse que eu era uma idiota, que eu me sentia superior por estar pagando, que era orgulhosa e não conseguia aceitar a opinião dele, depois disse que eu era uma pessoa infeliz e sem amigos e que precisava pagar porque ninguém me suportava. Eu só conseguia pensar no quanto aquilo era verdade. E no quanto eu era insignificante e, mais do que isso, no quanto eu era um ser horrível. Eu precisava me curar, eu precisava ser uma pessoa melhor. Pedi perdão por tudo que eu estava fazendo. Então, eu disse que iria desistir. No próximo dia, chegando na cidade de Leon, eu iria voltar para Madri. Falei que ele ficaria com o dinheiro e poderia seguir e concluir. Ele ficou ainda mais furioso. Disse que eu não iria desistir, que se fiz tudo que fiz para estar lá, se sonhei com aquela viagem, ele não iria deixar que eu desistisse. Começamos juntos e iríamos terminar juntos. Era para isso que estávamos ali. Foi como se eu tivesse levado um tapa na cara. Voltei à realidade. E lembrei-me da minha amiga Amanda. Pergunte para o Caminho, ela dizia. Ele vai te dar todas as respostas. Eu só queria saber por que eu estava sofrendo tanto. Eu sentia que não tinha forças para tudo aquilo. Mais parecia um castigo. Aquele era o sonho da minha vida. Eu tinha escolhido como minha última realização. Mas como saber se o que acontece é uma resposta ou apenas nossa interpretação com os óculos da necessidade de respostas? Só o coração para saber.

Naquela noite tive um sonho. Sonhei que estava dirigindo por uma estrada, quando avistei uma criança sentada muito perto de onde passavam os carros. Estava sozinha e parecia abandonada. Com alguns poucos pertences em sacolas de plástico. Um semblante muito triste e amargurado. Parei o carro sem falar nada, abri a porta do passageiro e ele entrou. Quando olhei para seus olhos, ele não era mais uma criança. Era o Mateus. No sonho, eu não o conhecia. Então, perguntei seu nome, mas ele não abriu a boca, ele apenas continuou me olhando fixamente e em seguida escutei uma voz que era maior que o som do carro, era como se ecoasse do universo. Foi você que o abandonou, não importa que nome ele tinha, agora chame-o de Mateus.

Acordei com a imagem dos seus olhos ainda me olhando. Virei para o lado e avistei o Mateus dormindo na cama do beliche ao lado. Meu Deus! Será que fiz algum mal para ele em outra vida? Foi a única coisa que me veio à cabeça. Eu tinha esse sentimento de querer lhe proporcionar o que a vida não lhe deu. E por mais que suas reações fossem grosseiras e por vezes muito rudes comigo, eu sempre vi nele uma essência muito boa. Muitas vezes verbalizei que o mundo o tinha corrompido. Seria essa uma resposta do Caminho?

Eu só tinha uma coisa a fazer. Seguir em frente. Mas o peso só aumentava. Passamos dois dias em Leon. Eu precisava descansar com os pés para cima e com muito gelo para aliviar a dor da inflamação. Fiquei refletindo sobre o sonho. Visitamos uma catedral magnífica e ali pedi mais uma vez forças para continuar. Eu não pedia para Deus me tirar a dor. Sempre entendi que ela era fruto de algo que eu precisava resolver, mas eu pedia forças para aguentar o percurso. Saímos da cidade naquele dia, um pouco mais cedo, foi uma das maiores cidades que cruzamos e sabíamos que precisaríamos de um tempo maior porque iríamos parar para tirar algumas fotos, era um lugar lindíssimo e valia o registro. Quando por fim deixamos a cidade, uma mulher me alcançou e começou a caminhar ao meu lado. Nos deu bom dia e perguntou se poderia caminhar conosco. Ela falava em inglês, mas era um inglês de quem não falava inglês. E eu entendia. Claro que poderia caminhar junto, tudo que eu queria era alguém com quem eu pudesse me distrair e tornar o momento mais agradável. Ela falava com o Mateus e ele apenas ria. Não respondia. Comecei a traduzir e ele não gostou. Disse rispidamente que estava entendendo. Entendi que ele não conseguia formular a resposta. Perguntei de onde ela era e para minha agradável surpresa ela era italiana. Agradável porque o Mateus tinha me dito que falava italiano. Eu não entendia nenhuma palavra, nada. Mas eu podia me comunicar com ela em inglês. Nosso nível era parecido, ela formulava muito bem as frases e eu tenho bastante vocabulário, a conversa fluía e ainda aprendíamos uma com a outra. Mas naquele momento, o Mateus lá na frente, não ouviu a conversa, então eu feliz da vida o chamei. Mateus, ela é italiana. E ela, muito falante, já começou a falar em italiano com ele. A minha cara de feliz foi murchando até parecer idiota. Ali eu fui. Ali também eu fui. A situação foi ridícula, mas ele não admitiu que não entendia nada. Quando respondia era com palavras soltas que ela nunca entendia. Ele passou a fazer o papel de peregrino introspectivo, andarilho silencioso. Às vezes, ela falava em inglês, pois ele disse que entendia. Ela perguntava algo e ele me olhava. Eu comecei a fazer cara de paisagem e, com um sorriso entre dentes, falei algumas vezes, você não disse que entendia e que eu não precisava traduzir. Nunca me incomodou o fato dele não saber. Mas o fato de mentir ou fingir que sabia. Outra língua que ele falava era alemão. Não só pela origem, mas pela convivência com outros falantes. Nunca ouvi ele conversando com ninguém. Eu conversei muito com meu inglês capenga, mas nos virávamos.

A July era uma mulher muito simpática e falante. Começou seu percurso ali naquela cidade, aquele era seu primeiro dia. Suas roupas e seu calçado estavam sendo estreados e a mochila ainda estava muito cheia e totalmente desajustada. Com sua licença fomos orientando e tudo foi ajustado, possibilitando maior conforto para ela. Tínhamos interesses parecidos em leituras e estudos sobre o comportamento humano. Caminhamos três dias juntas e o Mateus quase não se misturou. Foram quilômetros onde senti como se eu me esquecesse um pouco da dor dos meus pés. O tempo naqueles dias passou bem mais rápido. Na noite anterior do nosso último dia caminhando juntas, tive um sonho muito lindo com minha avó. Ela faleceu no final da minha adolescência e éramos muito ligadas. Fiquei feliz em sentir que ela estava comigo, principalmente depois do sonho.

Sonhei que eu precisava atravessar uma rua, mas me sentia muito cansada. Foi quando vi minha avó ao meu lado. Ela me estendeu o braço, quase na altura do seu próprio ombro, para que eu segurasse. Para isso precisei endireitar minha postura, erguer a cabeça, então segurei em seu braço e, como se fosse um passo de dança, começamos a atravessar a rua. Eu a olhava sorrindo e falei que para mim era uma honra estar caminhando ao seu lado. Ela com um ar engraçado e um pouco irônico mandou que eu calasse a boca. Eu sorri e acordei sorrindo. Caminhamos aquele dia até a cidade onde nos despediríamos da July. Ela iria ficar num albergue bem no início da cidade e nós em um outro mais adiante. Como ela sairia muito cedo no dia seguinte, nos despedimos ali na rua, num cruzamento férreo, nunca esquecerei. Tinha uma placa indicando a direção e a distância para uma outra cidade. Não fazia parte do caminho, mas poderia ser acessada daquele ponto. A cidade tinha o mesmo nome da minha avó.

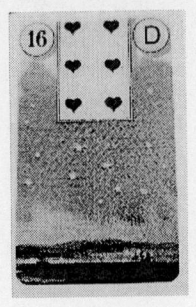

HABILIDADES 17

Sonhos, sensações, como saber o que é real e o que é imaginário se a vida acontece quase na totalidade dentro da nossa mente? Os medos por que passei foram reais para mim, meu corpo reagiu a esses sentimentos e isso me trouxe reflexões e me deixou marcas, aprendizados. Passamos por 272 cidades. Muitas delas abandonadas. O Caminho de Santiago se tornou oficialmente um patrimônio da humanidade em 1993 e por isso deve ser e é preservado. Por toda sua extensão existe o cuidado com a sinalização, sejam as pintadas à mão, feitas no chão ou em árvores, mas nas cidades, por menores que sejam, e nas abandonadas também, as fachadas das lojas e casas são preservadas. Quando digo abandonada, não é apenas porque não mora mais ninguém, mas por vários motivos, principalmente financeiros, já que o Caminho vive dos peregrinos que passam e movimentam a economia. Depois da pandemia muitos lugarejos não suportaram. Foram literalmente abandonados. Casas com pertences dentro, móveis, roupas, carros, simplesmente abandonados. São cidades fantasmas. Além das inúmeras que hoje são ruínas. Lembra que te falei sobre as três fases pelas quais passam os peregrinos? A terceira é a do espírito. A conexão que atingimos com nosso corpo e com nossa mente é tão grande que começamos a olhar com outros olhos para as coisas, começamos a sentir de forma muito mais forte, é uma realidade não mais vista, mas intensamente vivida. Em cada um desses lugares era possível perceber a energia do lugar. Às vezes, sentíamos coisas boas e imaginávamos que ali tinha sido uma comunidade que vivia em harmonia, em outras a sensação era de angústia, tristeza.

E sim, pode ser apenas uma percepção ou imaginação, mas nunca as tive sozinha. O Mateus sempre compartilhava das mesmas opiniões. Pode parecer estranho, mas mesmo com todas as nossas diferenças, brigas, muitas vezes agressões verbais que eu recebia, era ele que estava ali para tudo. Tudo!!! Ele fazia massagem nos meus pés quando eu não podia dormir de dor. Estava nas horas ruins e nas boas. Ele fazia parte de tudo. Foi ele que passou comigo pelos lugares mais sombrios. Eu não passaria sozinha. E comecei a entender que eu tinha escolha e eu fiz aquela escolha. Não foi da melhor forma que poderia ter sido? E eu estava comparando com o quê? Ele rezava comigo quando passávamos por algum lugar pesado, alguns lugares tinham uma energia muito ruim. E era muito difícil para mim saber se eu estava sentindo ou vendo e ouvindo. Tive a impressão de ouvir uma criança chorando, falei para ele depois de ter colocado a cabeça para dentro de uma janela e olhado dentro de uma ruína escura. Comecei a chorar me sentindo muito angustiada, era como se alguém estivesse me pedindo socorro. O Mateus segurou em minhas mãos e fez uma oração. Eu fui me acalmando e me sentindo mais em paz. Até que comecei a fazer isso mentalmente. Sempre que sentia algo diferente eu fazia uma oração. Passamos por muitos cemitérios, igrejas, hospitais de antigos peregrinos, imagina quanta história, quanto sofrimento, quanta energia acumulada e nós ali, supersensíveis a tudo. Rezar nunca fez mal a ninguém. Inclusive me salvou.

Saímos numa outra manhã muito fria. Tão fria a ponto de precisar parar e colocar mais roupa, o que significava quase tudo que tínhamos. Muitas vezes eu tive que usar até a roupa de dormir para suportar as baixas temperaturas. Caminhamos por uma rua aberta no meio de uma floresta escura, ou seja, tanto do lado esquerdo como no direito era bem sombrio, podíamos olhar a copa de árvores que iam além do limite dos nossos olhos. Com galhos que iam até o alto e não permitiam a entrada da luz. Só a paisagem já assustava, mas eu comecei a sentir como se alguém estivesse nos seguindo e como se no meio das árvores tivessem pessoas nos espiando, pedi para o Mateus segurar o passo para que eu caminhasse mais perto dele, pois não me sentia segura, então ele me disse que também estava incomodado, e até com um pouco de medo. Estávamos sozinhos naquele trecho. Olhamos muitas vezes para trás. Caminhamos cerca de duas horas nesse clima, temperatura e tensão. Então avistamos um monumento e foi ali que decidimos parar para nos agasalharmos.

Ali paramos para soltar as mochilas e colocar mais umas peças de roupa, aproveitamos para tomar água, descansar uns segundos e ler a placa do monumento. Naquele lugar foram encontradas ossadas de mais de 100 pessoas assassinadas durante a guerra civil da Espanha. Aquele era o monumento La Pedraja em Villa Franca, Montes de Oca. Todas aquelas pessoas tinham ficado desaparecidas por muitos anos, até que os corpos foram encontrados e exumados. Fiquei me perguntando se haveria outros ainda ali perdidos. Seria essa a razão daquela sensação tão ruim?

Teve um dia em que nos perdemos no Caminho, nada grave, e pensando bem fomos por onde tínhamos que ir. Dentro de uma cidadezinha, deixamos de olhar uma sinalização, uma flecha amarela, que provavelmente estava no canto de uma parede, e acabamos seguindo reto, isso mudou nosso trajeto em umas quatro quadras, não mais que isso, e acabamos saindo no mesmo lugar. Mas o que aconteceu nessa viela me faz feliz até hoje. Era uma rua de fachadas preservadas, não havia moradores, e eram fachadas de três e quatro andares, com aqueles balcões antigos, o que hoje diríamos varandas. Pareciam, naquele prédio especificamente, abandonados, mas com uma beleza... portas e janelas de madeira, algumas fechadas, outras entreabertas e outras completamente abertas. Eu podia ver as cortinas coloridas balançando com o vento. Mulheres olhando para fora com meio corpo aparecendo. Outra, dava para ver de vestido longo, cabelo presos, e uma estava rindo e se penteando... Atravessei a rua para olhar mais de longe o prédio abandonado. Eu estava sorrindo e com uma sensação tão boa. Parei de frente ao prédio e fechei meus olhos ali naquela rua deserta e silenciosa. De olhos fechados pude continuar vendo toda aquela movimentação e ouvindo a música alegre que vinha de algum alto-falante. Foi real? Eu só sei o que vi, o que senti. Foi muito real para mim.

FOTOGRAFIA 6

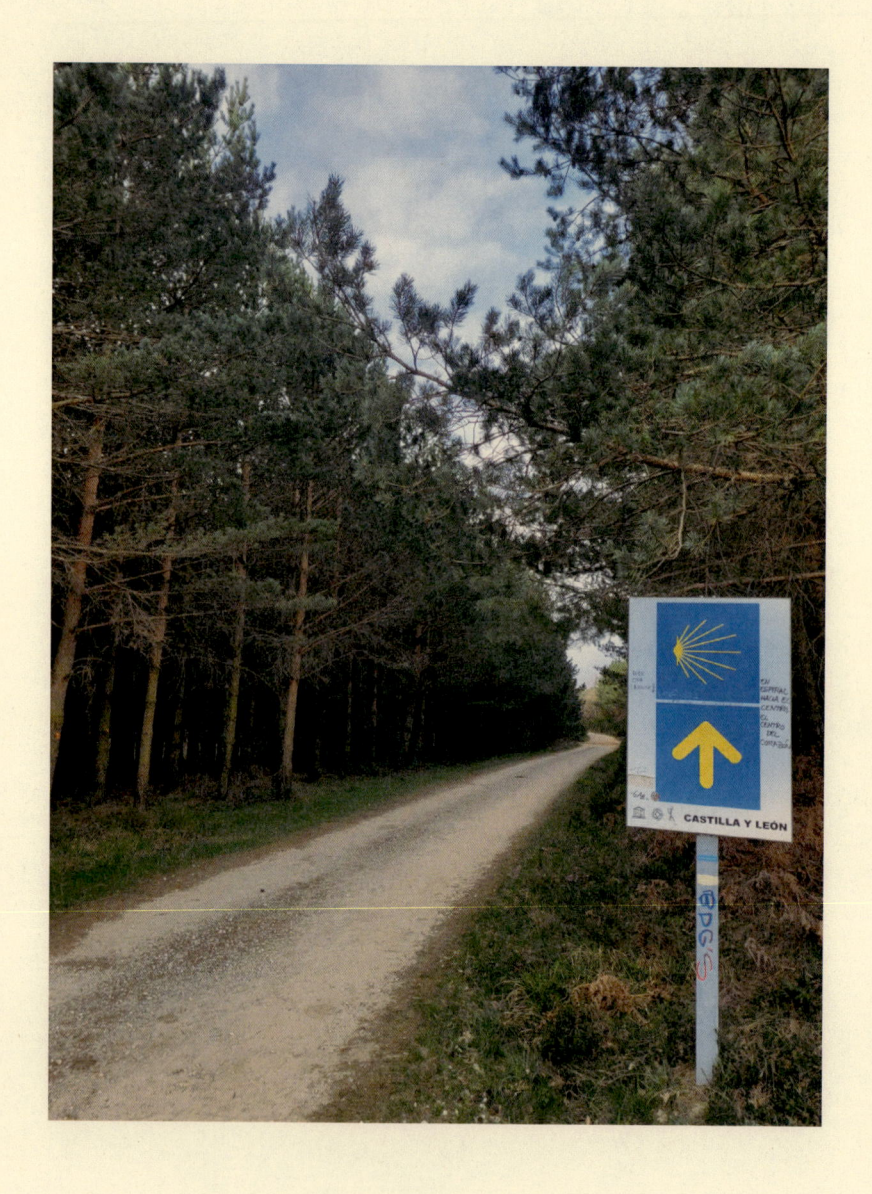

C. la Pl., 6, 09257 Villafranca Montes de Oca, Burgos, Espanha

FOTOGRAFIA 7

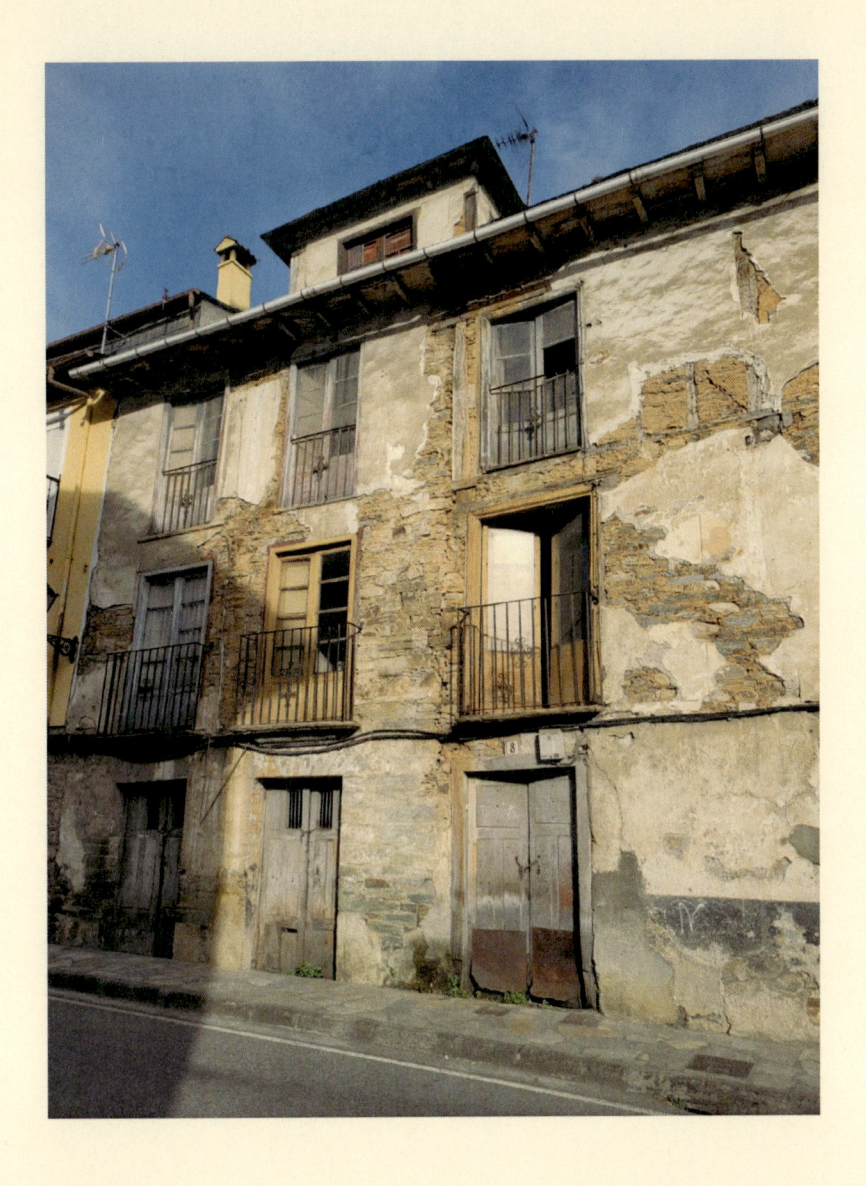

Rinconada Salinas, 8, 24500 Villafranca del Bierzo, León, Espanha

FOTOGRAFIA 8

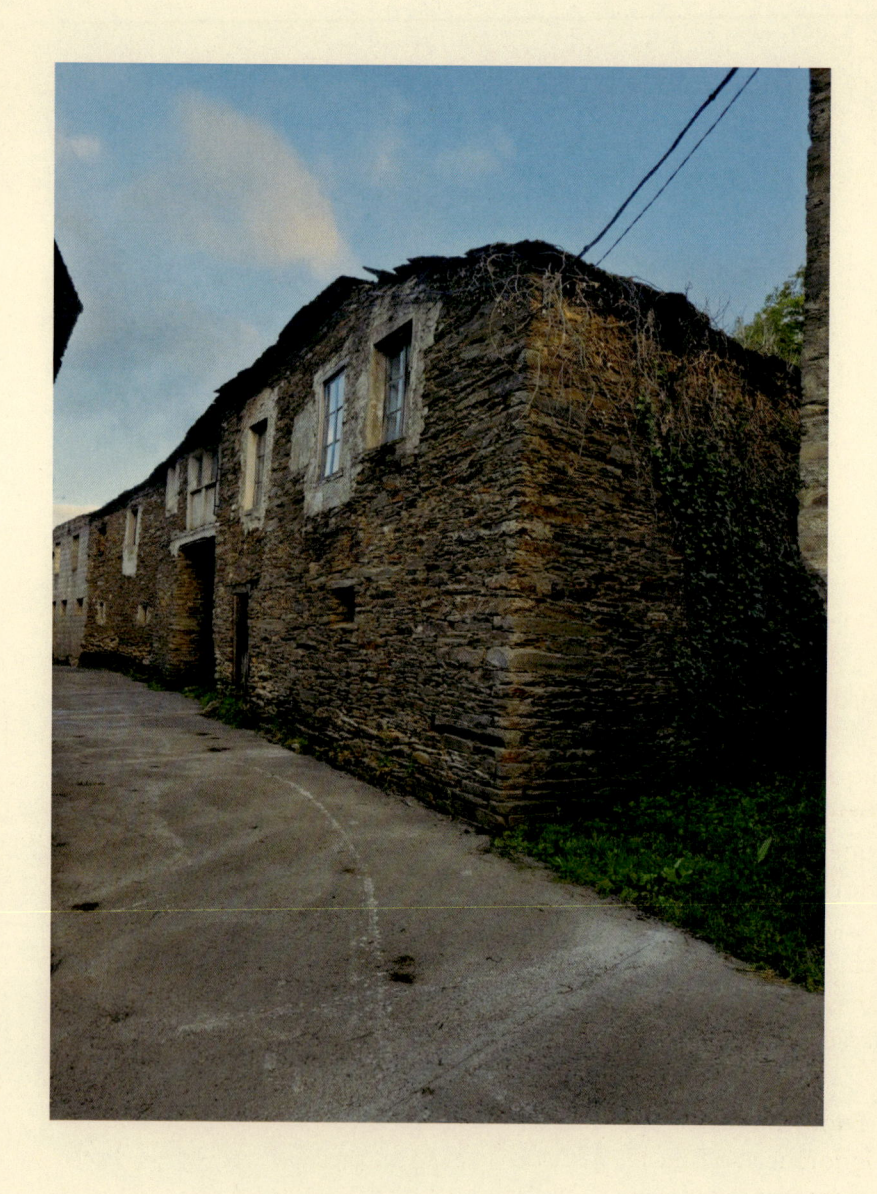

Camiño Iglesia, 8, 27630 Triacastela, Lugo, Espanha

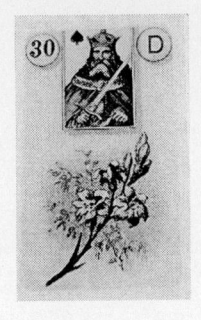

INTELIGÊNCIA

18

O ponto mais alto do Caminho percorrido até Santiago é o Alto del Perdón, onde fica a Cruz de Ferro. Esse era um dos meus momentos mais esperados. Ali os peregrinos deixam uma pedra, uma pedra que normalmente já levam de sua casa, cujo significado seria a representação de seus pecados. Curiosamente encontrei muitos, principalmente asiáticos, levando, não pedras, mas, sim, flores do próprio caminho. Achei bonito. Mas levei minha pedra, aquela pedra que recebi do Mateus no dia em que nos conhecemos, aquela que estava junto com o coração e que também não era rosa, mas branca, transparente e que ele energizou para me proteger. Aquele dia parece que o caminho rendeu. Eu queria muito chegar lá. Já tinha ouvido falar que de tantas pedras deixadas, ao pé da cruz, tínhamos que subir um morro para alcançá-la. Eu passei dias pensando sobre a conversa que teria com Deus quando chegasse lá. É claro que eu sabia que poderia falar com Ele de qualquer lugar, mas pelo simbolismo, preparei mentalmente, a princípio, um texto, e depois acabei colocando no papel.

Fui me aproximando no decorrer das horas e refletindo sobre o perdão. Tudo que passei até aquele momento, os erros que cometi. Não fiz nada por ignorância, o que fiz, e principalmente os erros graves, os que eu poderia chamar de pecado, fiz sabendo que era errado. Imagino que você não esteja se espantando ao ler isso. Todos cometemos pecados. E cada um carrega dentro de si valores e limites que quando ultrapassados nos julgamos pecadores.

Enfim, eu cometi os meus. Mas como pedir perdão se eu escolhi, eu decidi cometê-los? Parecia injusto aquilo, a meu ver. Muitas pessoas fazem o Caminho com esse intuito. Então, você comete um pecado, faz o Caminho e está livre? Talvez sim. Dependendo da tua fé. Eu não conseguia pensar dessa forma. Resolvi preparar meu discurso sendo honesta. Eu não me sentia digna de perdão. Fiz minhas escolhas e estaria disposta a pagar por elas. Fazer o Caminho era meu sonho, não fazia sentido agora usar isso como desculpa. E foi com esse pensamento que vi ao longe a ponta da cruz... meu coração disparou.

Isso era uma coisa curiosa no trajeto. Olhávamos muitas vezes o horizonte, às vezes duas ou três vezes ao dia. Explico. Começávamos a andar e olhávamos lá ao longe o horizonte e marcávamos um ponto, uma construção, um morro, alguma referência e caminhávamos até ele e ao chegar víamos outro horizonte e fazíamos o mesmo... mas em outros dias a paisagem era fechada, mata, florestas, ou cidades, construções... e assim nunca sabíamos e nem conseguíamos imaginar o que teríamos pela frente. Quando achávamos que era um final de rua, ou uma mata sem passagem, num instante, olhávamos para um lado e lá estava uma cidade inteira. Às vezes, imensa, noutras meia dúzia de casas de barro ou de pedra, mas sempre com uma igreja. A surpresa era sempre muito boa, pois pensar em como tudo aquilo se escondia e num segundo se revelava era incrível.

E com a Cruz de Ferro foi assim, não víamos nada na frente. Era mato, morro, subida e descida e de repente a pontinha da cruz apareceu e com ela a emoção daquele momento.

Sempre perto de algum ponto mais emblemático, encontrávamos mais pessoas, pois sempre paravam e acabavam se acumulando, num número maior do que o que normalmente se via durante os outros trechos. Ali chegavam para depositar suas pedras, flores, fazer suas orações, e também descansar. Também encontramos maior acúmulo de ciclistas e até turistas locais com seus carros estacionados. Era um lugar bem importante.

A cruz era menor do que eu imaginava e o morro maior do que eu supunha. Tamanha a quantidade de pedras que deixavam ali todos os dias. De longe podíamos ouvir uma música tocando, ou melhor, alguém tocando uma música. Era uma canção xamânica, segundo me explicou o Mateus, que nesse momento apressou o passo. O local parecia um parque com um gramado lindo e ele foi se sentar para ouvir a música, viver o seu momento.

Eu caminhando mais devagar, ouvindo aquela música de fundo, fui me aproximando das pedras que faziam um morro no qual estava a Cruz. Foi para mim como se eu estivesse me aproximando de um campo magnético, andei em meia-lua em volta das pedras para ter acesso à grama, pois senti que iria cair ali. A emoção me tomou naquele momento, tive uma sensação de desmaio e caí de joelhos em pranto, como se eu tivesse levado um soco no estômago e o ar sem controle saiu expulso de dentro mim. E esse ar tinha um som grave e abafado pelo choro. PERDÃO!!!

E as palavras saíram mais uma vez sem controle. Me perdoa!!! E quando retomei a consciência, eu já não tinha mais nenhum controle. Percebi o quanto me engano e me saboto. O quanto me acho capaz, forte e quão arrogante fui em pensar que, ainda que simbolicamente, diante de Deus eu iria abaixar minha cabeça e humildemente dizer que estava ali disposta a pagar por meus erros. Me senti a pessoa mais hipócrita. Quem era eu diante daquele poder. Nada. Eu mais do que ninguém precisava de perdão por me sentir daquela forma. E o que posso dizer... nós não temos controle de nada, não sabemos nada da vida e dos seus mistérios.

Sentei-me na grama, tirei minha mochila, o tênis, as meias e, ainda tomada por aquela energia e toda emoção, comecei a fazer uma oraçã0o. Pedi por meu pai já falecido e por minha mãe. Nesse momento me vieram à lembrança meus avós e eu não costumo rezar por eles, pensando nisso me dei conta de que nunca rezei por meus antepassados e senti uma presença muito forte, como se todos estivessem ali, formando uma legião atrás de mim. Era uma sensação de paz e proteção ao mesmo tempo. Sentia como se meu pai estivesse ao meu lado e nisso senti o peso de uma mão no meu ombro.

O Mateus se sentou ao meu lado e quando abri os olhos ele me deu um beijo no rosto. Agradeceu-me por tudo que estava vivendo e por eu lhe proporcionar tudo aquilo. Nós dois chorávamos, ele porque também teve sua experiência lá com sua crença xamânica. Eu subi descalça até a cruz e depositei lá minha pedra. Não sei se mereci o perdão, mas entendi que ser humilde e pedir perdão é muito difícil, mas libertador. Saímos dali com uma sensação de paz e leveza indescritível.

Não tive como não pensar na palavra PERDÃO. O que é mais importante: receber o perdão ou saber perdoar?

PERDÃO

Preparei um discurso
para esse momento.
Palavras bonitas
eu pretendia sussurrar-te.
Com o olhar baixo,
esperava falar do reconhecimento
por minhas falhas.
Dizer que não sou digna de perdão.
Pedir ajuda para ser uma pessoa melhor.
Sabendo das minhas fraquezas,
que eu pudesse aprender
com minhas faltas.
Não cometer os mesmos erros.
Que pretensão a minha achar
que eu poderia escolher as palavras
que sairiam da minha boca.
Foi só sentir a tua presença
que o choro tomou conta de mim.
Como uma criança que olha arrependida ao pai,
meus olhos se ergueram em tua direção.
Eu ali não era mais que
UM GRÃO DE AREIA SOB MINHA PEDRA.
Muda, com o coração gritando diante da cruz:
Perdoa-me, Senhor!!!

FOTOGRAFIA 9

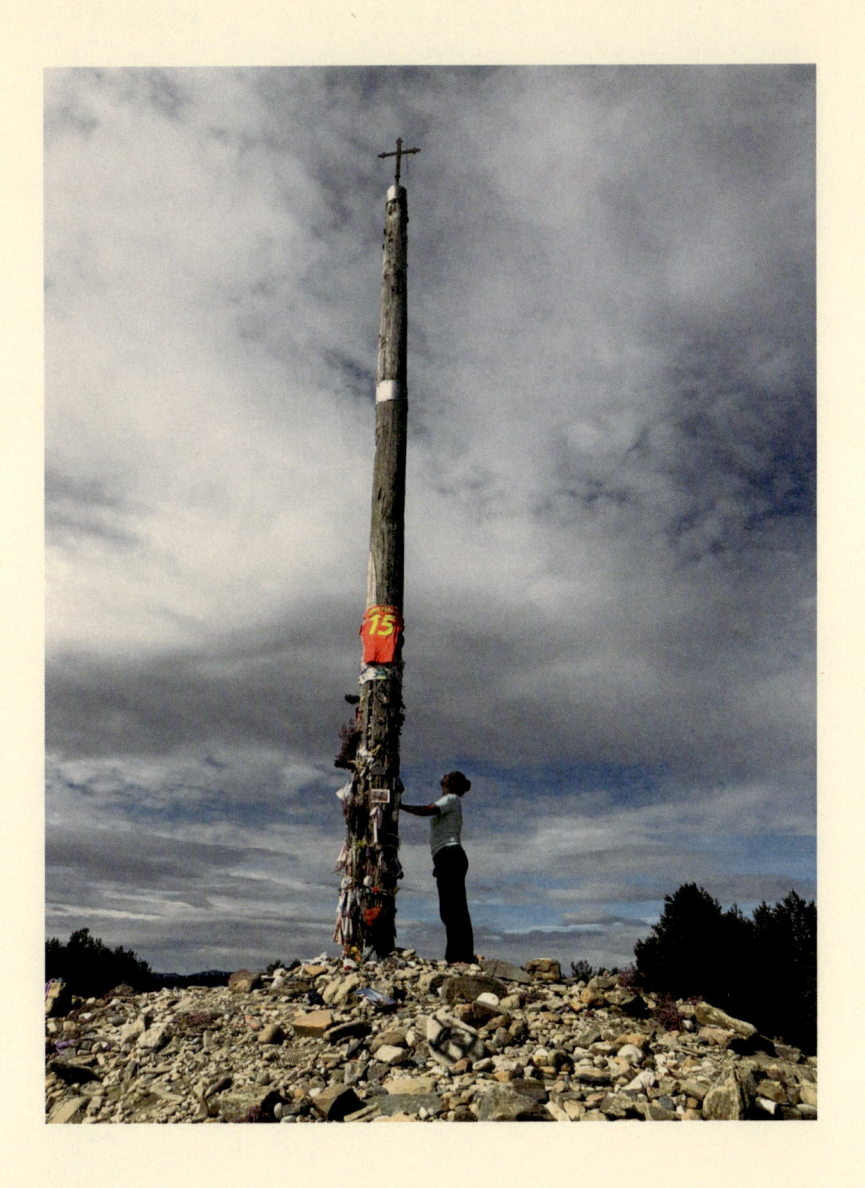

Foncebadón, Espanha

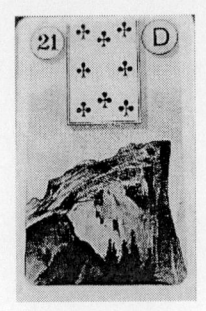

CONQUISTA 19

Entrando na Galícia ou Galixia, como é escrito por lá, a percepção de tudo é muito diferente. Das coisas mais simples até as mais inacreditáveis. As pessoas são diferentes, os peregrinos muito mais cansados e alegres ao mesmo tempo. O fim está mais próximo, principalmente para quem começou a sua jornada há mais de 600km. É uma satisfação imensa estar ali. Todos são iguais, vencedores de si mesmos. A comida é mais saborosa, o atendimento passa a ser cortês... Vai ficando bom no fim? Sim. E o passo começa a diminuir. Eu estava com fascite plantar. Troquei cedo as botas por tênis, coloquei palmilha, tirei palmilha, massagem, gelo, anti-inflamatório... tive que aprender a conviver com a dor. Meu passo era lento mesmo, eu não tinha escolha. Mas, a partir daquele ponto, da entrada da Galícia, todos diminuem, não há tanta pressa para chegar. O estar ali é o que tanto se desejou.

A subida para o Cebreiro é assustadora. Um dia antes, o que mais escutei pelo albergue foi:

Amanhã é o Cebreiro!!! Muitas horas subindo num terreno bem acidentado. Eu aproveitei tanto.

Estranho, né? Mas eu estava muito feliz ali. Chorei de alegria no meio daquele barro escorregadio. Era muito íngreme e manter o equilíbrio com a mochila, sem deixar o pé afundar na lama... eu não sei se consigo colocar em palavras... Se alguém quisesse me ajudar ou até me carregar no colo, eu não aceitaria.

E não aceitei nem a ajuda do Mateus quando queria me sugerir por onde eu deveria andar ou o lugar que ele considerava melhor para pôr o pé. Não. Eu sabia aonde queria chegar. E cada passo era importante. Cada passo, por mais sofrido ou difícil que fosse, me levaria até o alto daquele morro. E eu senti orgulho por cada centímetro que avancei.

A vista lá de cima é magnífica. Sem falar da lindeza da aldeia com suas casas típicas de pedras e telhados de palha que são semienterradas para proteção contra o frio e a neve. E, é claro, a igreja com toda a magia em torno da lenda do milagre que ocorreu e suas relíquias que lá estão no altar. Como peregrino você não chega, você conquista estar naquele lugar. E dentro da igreja algo me tocou profundamente. Em uma de suas paredes, me deparei com uma oração, escrita por um frei franciscano, que numa livre tradução diz mais ou menos assim:

Ainda que eu tenha viajado por todos os caminhos,
Cruzado montanhas e vales, do Oriente ao Ocidente;
Se eu não descobri a liberdade de ser eu mesmo,
Eu não terei chegado a lugar nenhum.

Ainda que eu tenha compartilhado todos os meus bens,
Com pessoas de outra língua e cultura,
Tenha feito amizade com peregrinos de mil caminhos
Ou compartilhado albergue com santos e príncipes;
Se eu não puder perdoar o meu vizinho amanhã,
Eu não terei chegado a lugar nenhum.

Ainda que eu tenha carregado minha mochila do começo ao fim
E aguardado por todos os peregrinos que precisavam de meu encorajamento;
Ou cedido a minha cama para quem veio depois
E dado a minha garrafa de água em troca de nada;
Se eu não puder voltar para minha casa e meu trabalho
Para criar a fraternidade e trazer alegria, paz e unidade,
Eu não terei chegado a lugar nenhum.

Ainda que eu tenha tido água todos os dias
E apreciado teto e chuveiro todas as noites,
Ou eu tenha sido bem cuidada de minhas feridas;
Se não descobri em tudo isso o amor de Deus,
Eu não terei chegado a lugar nenhum.

Ainda que eu tenha visto todos os monumentos
E contemplado os melhores pores do sol,
Ou provado água limpa de todas as fontes;
Se eu não descobri quem é o autor
De tanta beleza gratuita e tanta paz,
Eu não terei chegado a lugar nenhum.

Se a partir de hoje, eu não continuar andando nos seus caminhos,
Buscando e vivendo segundo o que aprendi;
Se a partir de hoje, eu não ver em cada pessoa,
Amigo e inimigo, um companheiro no caminho;
Se a partir de hoje, eu não reconheço Deus,
O Deus de Jesus de Nazaré, como o único Deus da minha vida,
Eu não terei chegado a lugar nenhum.

(Fray Dino)

Eu cheguei a algum lugar?

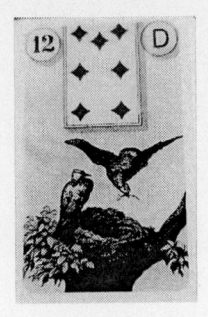

EMOÇÃO   20

As melhores coisas da vida são as que não esperamos, você concorda com isso?

Deixa-me te contar algo muito lindo que aconteceu.

Caminhamos muitas horas na chuva e muito, muito frio. Estava fazendo uns 2 ou 3 graus. Decidimos andar uma distância menor naquele dia por esse motivo e, por volta das 11h da manhã, já estávamos na frente do albergue paroquial em que pretendíamos ficar e passar a noite. Acontece que aquele albergue era o único da vila, juntamente com um único restaurante, onde todos que iam chegando se acumulavam para comer e fugir da chuva, tendo em vista que o referido albergue só abriria às 13h e o tempo estava horrível, muitos peregrinos pararam ali. Depois das negociações intermináveis, chegamos à conclusão de que poderíamos comer uma pizza e um café quentinhos. Acabamos de comer e obviamente nos levantamos e saímos para dar lugar aos que aguardavam ainda do lado de fora. As poucas residências e esses dois estabelecimentos ficavam em volta da única praça. Não havia nenhuma cobertura nem nada que pudesse nos abrigar. A capa de chuva era a única proteção. Quando por fim entramos, o lugar não pareceu dos mais acolhedores e tivemos alguns contratempos pelo ciúme do Mateus. Alguns rapazes que estavam justamente nas camas nos beliches próximos, enquanto suas roupas estavam na secadora, circularam algum tempo pelo quarto de cueca. Além de eu ter que ficar todo o tempo deitada de olhos fechados...

eu já te falei sobre esses incidentes, não é mesmo? E a intenção aqui é te contar algo muito lindo que aconteceu. Sigamos nessa linha... Passamos a noite ali. Você já consegue imaginar o clima da nossa relação. Mas a temperatura do ambiente também caiu. Na manhã seguinte, acordamos com -3 graus. Coloquei toda a roupa que eu tinha e ainda tive que colocar o que o Mateus não usou. Saíamos sempre muito cedo dos albergues. Antes do sol nascer. E como caminhávamos sentido oeste, eu literalmente andava olhando para trás. Ver o sol nascendo todos os dias era sem dúvida a melhor coisa. Era a energia para o percurso do dia. Foi o dia mais frio que passamos. Depois de uns 30 minutos, já estávamos distantes o suficiente daquele lugarejo para ver somente a natureza. Tinha um orvalho grosso, alguns lugares com poças de água congeladas. Era uma planície aberta, as árvores não estavam aglomeradas e, por ser começo de primavera, ainda estavam quase totalmente sem folhas. Estávamos os dois tirando fotos. A paisagem era linda. E já seria para mim a mais linda de todo o caminho, até aquele momento.

Os primeiros raios de sol começaram a sair. Paramos para contemplar. O orvalho refletia a luz que apontava por trás das árvores revelando apenas os seus contornos. Foi a paisagem mais linda que meus olhos já tiveram a oportunidade de ver. Comecei a agradecer. Agradeci a Deus, pois sabia que eu era uma privilegiada. Estar ali e presenciar aquela cena única que jamais se repetiria. Um dia nunca é igual ao outro. Aquela formação era única, exclusiva. Agradeci e pedi pelas pessoas que eu amava. Que elas tivessem a oportunidade de ver, perceber e se deixar tocar por essas maravilhas, assim como eu estava tendo.

Meus olhos se encheram de lágrimas e o Mateus estava com a câmera na mão. Espero um dia poder te mostrar essa foto também. Eu parei em pose para ele tirar a foto, quando ele fez sinal para eu escutar um passarinho que começava a cantar. Preciso respirar antes de continuar te contando... Não consigo lembrar disso sem me emocionar.

Meu pai era relojoeiro. Cresci rodeada por relógios, engrenagens... e principalmente nos últimos anos de trabalho dele com relógios de parede. Ele tinha muito amor por sua profissão, mas os relógios de pulso passaram a ser pequenos demais para sua vista cansada. Então, optou por consertar apenas os de parede. Ele fazia questão de retirar na casa do cliente e de colocar novamente, segundo ele isso fazia toda a diferença no funcionamento.

Faltava parede em casa para tantos relógios, que tocavam em momentos distintos. E nós adorávamos, principalmente os cucos. Aquele minipassarinho que saía do topo do relógio anunciando a hora. Eu nunca imaginei que eles existissem de verdade.

Cuco cuco cuco fazia o passarinho que me levou aos prantos naquela manhã ao final da minha oração. Deus não podia ser melhor comigo. Não só, foi a paisagem mais linda que já tive a oportunidade de ver, como o momento mais lindo e sublime que vivi. Os cucos representam a conexão com o mundo espiritual. O som de um cuco sempre me trará a linda lembrança que tenho do meu pai. Onde quer que ele esteja... Naquele momento esteve comigo e nos acompanhou por alguns dias. Eu podia ouvir de longe seu canto e aquilo me fazia sentir que eu estava indo por um bom caminho.

FOTOGRAFIA 10

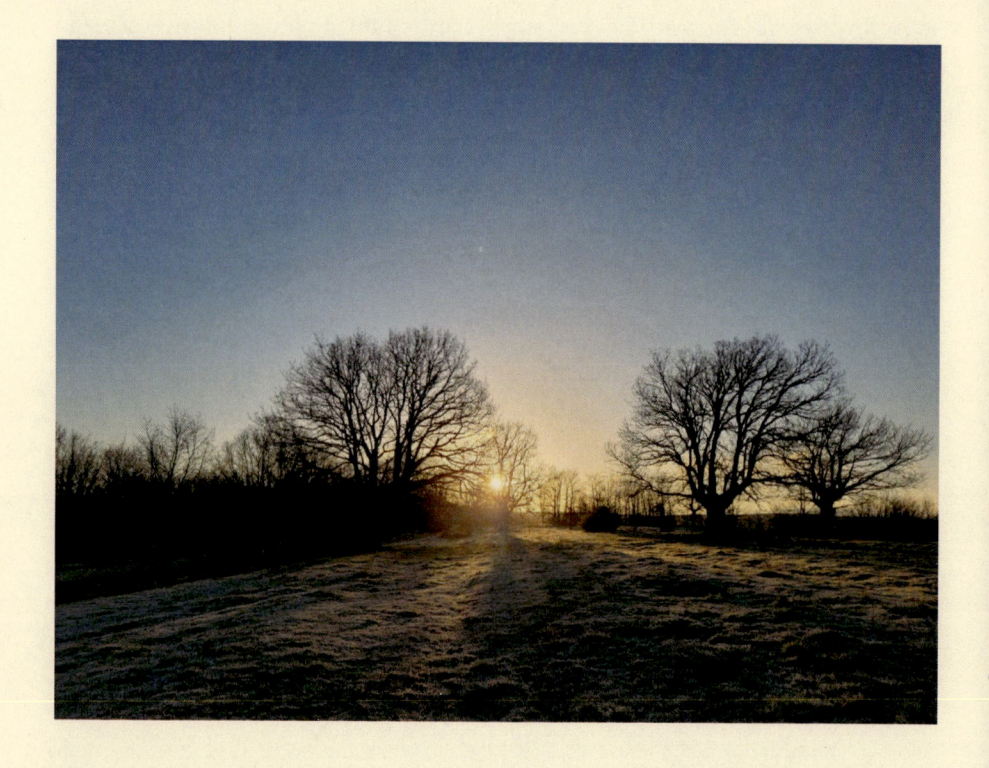

Barrios de Colina, Burgos, Espanha

FOTOGRAFIA 11

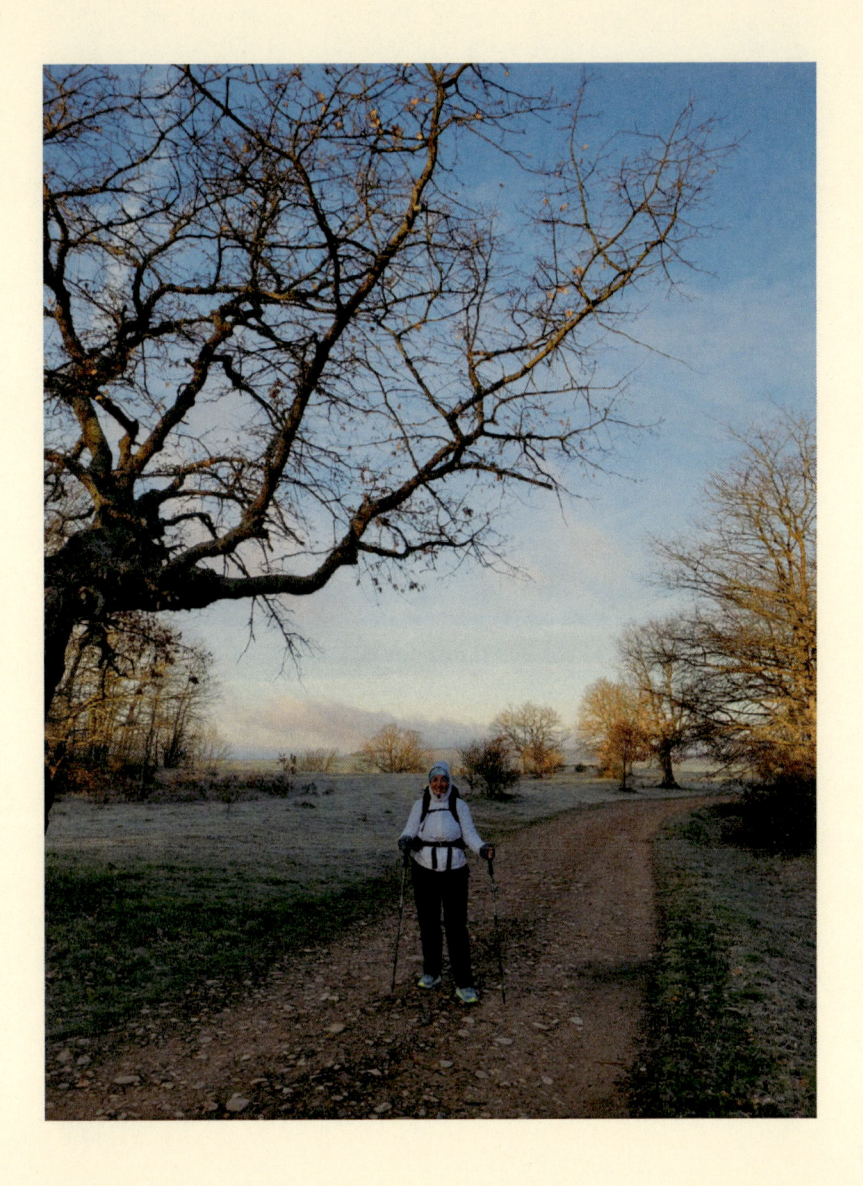

Vía sin nombre, 09199 Barrios de Colina, Burgos, Espanha

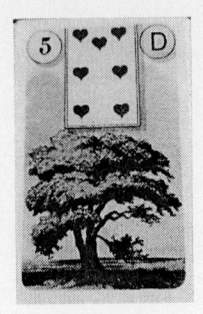

A CARTADA   21

Já me sinto muito mais tranquila para seguir contando esta história. Levei um certo tempo para conseguir olhar para tudo o que aconteceu, no começo era difícil acessar certas memórias sem sofrimento, confesso que muitas vezes tive que parar para entender, para perdoar, principalmente a mim mesma. E agora me pego pensando em coisas e acontecimentos que quero compartilhar com você. Muitas vezes te escrevo sem seguir uma ordem cronológica, curiosamente quando te escrevi pela última vez e terminei falando do meu pai um outro fato tocante me veio à memória e esse fato aconteceu justamente na etapa seguinte. Foi um dos dias com a maior quilometragem percorrida. Meu pé estava muito inflamado e, de tempos em tempos, eu precisava parar fazer alguns alongamentos, que me aliviavam um pouco a dor, até começar a andar novamente. Usávamos um aplicativo próprio do caminho e seguíamos o seu GPS, que naquele dia nos fez contornar todo um aeroporto, cruzar por obras em estradas, enquanto outras pessoas tiveram acesso à cidade por um caminho um pouco mais tranquilo. Caminhei aquele dia chorando de dor por quase 30 quilômetros. Chegamos muito tarde, com fome e muito cansados, estava frio e chovia. Burgos está entre as maiores cidades por que passamos. Eu particularmente escolhi esse percurso como o pior, pois além de tudo a entrada na cidade foi por um reduto industrial.

Para aquele dia, o Mateus quis ele mesmo fazer a reserva, eu sei que ele teve a melhor das intenções. Ao invés de procurar por um albergue, procurou por um quarto privativo e encontrou por um valor acessível.

Parecia uma excelente ideia, principalmente depois de um dia tão cansativo. Quando encontramos o endereço, o prédio não tinha porteiro e ninguém atendia no número informado, por sorte alguém adentrou o prédio e nós aproveitamos. Ao chegar no número informado não havia ninguém. Era tudo muito estranho. Ligamos para o número informado pela reservada, e então fomos orientados sobre um cofre, sua senha, para enfim pegar a chave. Tudo ali estava em reforma, inclusive um pátio para o qual a janela do quarto tinha vista. O cheiro de cigarro era simplesmente insuportável, porém o horário já não nos permitia ir buscar um outro lugar, saímos na chuva, para buscar algo para comer e voltamos para dormir. A noite foi horrível, sem exageros, escutamos barulho de porta, conversas, brigas e discussões a noite toda, sem contar que o banheiro era compartilhado. O Mateus já estava acostumado a fazer as reservas, quando era possível, em albergues e hostels, que normalmente estavam indicados no próprio aplicativo do Caminho, porém nesse dia fez a pesquisa fora desse app e não observou a péssima avaliação. Na manhã seguinte, saímos com chuva novamente, paramos numa farmácia, pois eu precisava de mais anti-inflamatório e analgésico. Andamos apenas algumas quadras, e quando fomos atravessar a rua, paramos para ler uma placa e ter certeza de que direção deveríamos pegar. Ali um senhor nos orientou que poderíamos ir reto, seguindo nossa rota e o Caminho ou acompanhá-lo, desviando a rota, porém conhecer alguns lugares, segundo ele, imperdíveis naquela cidade, e que desviaríamos um pouco, porém lá na frente voltaríamos ao Caminho original. Eu e o Mateus tínhamos um acordo desde o início, de que nunca procuraríamos atalhos, iríamos fazer o Caminho completo e sem desvios. O senhor nos sorriu carinhosamente e disse: Eu acompanho vocês!!! Nós nos olhamos e concordamos sem dizer nada, não tínhamos como negar. Pense numa pessoa agradável, amorosa. Disse que morava ali há muitos anos e adorava acompanhar os peregrinos e que aquele era o seu trajeto de caminhada diária, que para ele era um prazer, porém a todo momento dizia que esperava não estar sendo inconveniente e que a qualquer momento poderíamos voltar ao nosso Caminho. Gentilmente nos convidou para fugir por uns minutos do frio e tomar um café. Ele abriu e segurou a porta, puxou a cadeira para que eu me sentasse, perguntou o que queríamos beber e fez questão de pagar a conta. Nos levou até a catedral de uma das igrejas mais lindas do Caminho.

Você já viu ou já teve a oportunidade de fazer, talvez quando era criança, na beira da praia, aqueles castelinhos de areia que se formam a partir das gotas de água com a areia que escorre pela mão? Essa catedral me lembrava isso. Passamos por parques, histórias, memórias...

O dia anterior, que para mim foi o pior, e a noite anterior, que também foi horrível, trouxeram a percepção de que aquele dia, que já começou com muito frio, chuva, o tempo nublado, tinha tudo para ser mais um dia ruim. Porém naquela manhã aquele imprevisto do qual nós não fugimos, ainda que não estivesse dentro dos nossos planos, nos deu uma nova perspectiva. Estávamos caminhando animados, conversando, conhecendo aquela cidade por que provavelmente passaríamos direto, tamanha tinha sido nossa decepção. Saímos naquela manhã olhando apenas para o que tinha acontecido. Se não fosse aquele senhor, não teríamos nos permitido olhar para o momento. Seguíamos na mesma direção, apenas nos permitimos sair da rota que nós planejamos para aceitar algo que estavam nos oferecendo, nos abrindo assim para aquele presente. Aquele senhor nos contou que sempre teve vontade de fazer o Caminho de Santiago, mas foi deixando o tempo passar e agora a sua idade já não lhe permitia uma distância tão grande, então para ele acompanhar os peregrinos naquele trajeto era uma imensa alegria. Nossa caminhada juntos durou cerca de uma hora, até que ele nos informou que o nosso caminho seguiria a partir dali para outra direção. Agradecemos um tanto emocionados, pois a gentileza e a amorosidade daquele senhor nos tocaram profundamente. Perguntei a ele se sentia-se à vontade para que tirássemos uma foto os três juntos. Percebi que ele ficou também emocionado com aquele gesto. Tiramos a foto e mais uma vez agradecemos o carinho, a atenção... Foi então que ele pediu, como forma de agradecimento, que quando chegássemos a Santiago de Compostela intercedêssemos por ele. É claro que faríamos isso, nunca esqueceríamos o que foi para nós um presente do Caminho. E perguntei: Qual o seu nome para que eu interceda? E ele me respondeu: Jesus.

Caminhamos calados, reflexivos... Há muitas lições para serem assimiladas, ainda hoje, com tudo que aconteceu.

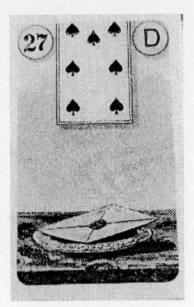

CARTAS MARCADAS   22

Sinto-me relutando.

Esta carta parece que foi escrita para mim mesma, por alguém que me ama e que se preocupa com a minha vida. Eu vou aqui transcrevê-la para você, para isso sei que vou precisar lê-la novamente. Talvez por isso ela tenha ficado pro final. Considero que aqui está todo o significado, o significante e a razão pela qual precisei passar por tudo o que passei. E se a vida como ela é já não vem escrita, nessa parte do caminho Deus me apresentou uma boa razão.

Depois de tudo que já te contei, as dores, as dificuldades, as brigas e discussões intermináveis e todo o aprendizado sobre a vida, eu estava tendo a oportunidade talvez de um resgate, e de praticar o perdão, e olhar para a vida e perceber que ela deveria continuar. Definitivamente, o Caminho de Santiago não seria a minha última realização, ainda que eu não conseguisse me imaginar no mundo depois de completar o percurso. Como certa vez descrevi num poema, não acredito que exista vida após a realização de um último sonho. Mas como seria a minha vida se eu não tinha mais nenhum sonho, nenhum objetivo. A minha relação com o Mateus já não existia. A experiência naquele lugar é tão intensa que parecia que ali era a minha vida, eu de certa forma estava acostumada com os problemas que ali eu tinha, aquela rotina colocava a ordem no caos. Aquelas poucas mudas de roupas eram tudo o que eu tinha e aprendi a me virar bem com elas, a mochila fazia parte do meu corpo, eu sentia falta quando não estava com ela, comia o que tinha e quando tinha.

Não escutava música, não assistia televisão, admirava muito mais a paisagem, em seus mínimos detalhes, e ouvia o silêncio. Lembrei mais uma vez das palavras da minha amiga Amanda que dizia para eu perguntar ao Caminho que ele responderia. E foi o que eu fiz.

Comecei a questionar o motivo de tudo aquilo. Eu sempre desejei estar ali e agora estava, mas nunca entendi qual era a razão. Simplesmente sentia que eu precisava ir. Fui. E agora?, me perguntava e perguntava ao Caminho, por quê? O que faço com isso?

Era um dia muito úmido, caminhando num bosque frio, o tempo estava tão nublado que chegava a estar escuro. Passei a manhã inteira pensando sobre essas questões. Comecei a duvidar sobre estar ali, se aqueles acontecimentos eram reais ou fruto da minha emoção e imaginação. Muitas horas caminhando naquela paisagem triste, o Mateus a uns 100 metros na minha frente, quando havia alguma curva, muitas vezes me via completamente sozinha, vinha medo, tristeza, arrependimento...

Centenas de pessoas fazem o mesmo trajeto e volta e meia algum peregrino passava por nós ou nós passávamos por eles, o que já não era tão comum devido à minha velocidade, porém cada um no seu ritmo, no seu horário e sem contar os lugares em que cada qual decidia parar para comer, descansar ou tirar fotos, então víamos muitas pessoas e a prova disso é que os albergues estavam quase sempre lotados. Mas caminhar sozinho era muito comum, mesmo no meu caso, que fui acompanhada. E aqui, por outros motivos. Mas ali praticamente todo o tempo sozinha, eu me sentia muito triste, ainda mais remoendo todas essas questões.

O Caminho naquele trecho era largo e dava para passar um carro, no entanto estava com muita lama e poças d'água e, para desviar, às vezes era preciso sair um pouco para o lado e andar pelo mato, mas que não era nada alto. Não sei se ali era um terreno particular ou havia algum animal que precisasse ficar cercado, o fato é que tinha uma cerca feita toda de madeira ladeando por alguns metros o lado esquerdo da passagem e foi justo ali, quando desviei do barro, que vi amarrada a um pedaço de fita, dessas de enfeite de pacote de presente, uma carta. Uma carta dessas de baralho, de um baralho espanhol. Era o 1 de paus. E nela estava escrito: Te doy un garrote.

Chamei o Mateus, que voltou um tanto contrariado, mostrei e perguntei o que será que significa isso? A tradução literal é "Te dou um garrote".

Garrote é o mesmo que torniquete, usado para prender a circulação. Serve para matar ou salvar em caso de hemorragias. Ele comentou que já ouviu essa expressão como sinônimo de xeque-mate. Deixei a carta onde estava e voltamos a caminhar, não comentei mais nada sobre o assunto com o Mateus, porém aquilo não saía da minha cabeça. Seria uma resposta? E que resposta seria essa? Então, o Caminho tinha mesmo esse poder de me responder? Eu estava perguntando qual o motivo de tanto sofrimento e a resposta viria em forma de enigma? Ao invés de resposta, eu tinha agora uma pilha de perguntas. Fui refletindo sobre o que um garrote poderia significar. Seria o Caminho então o garrote? Eu pedi para fazer o Caminho e agora eu tinha o Caminho. Eu ganhei esse Caminho e eu poderia fazer dele e do aprendizado que tive com ele o que eu quisesse. Eu poderia transformar tudo numa grande tragédia. Porém, o garrote também serve para salvar. Eu poderia usar o Caminho então para me salvar, usar todo o aprendizado para crescer, para me tornar uma pessoa melhor, e quem sabe ainda, poder ajudar outras pessoas que sentiram ou passaram pelo que passei? O que eu tinha na realidade até ali era uma grande história. Passei uns três dias respirando em torno de todas essas questões, sozinha no meu canto na estrada do Caminho.

Uma ideia, que de início me pareceu um tanto quanto fantasiosa, algo que algum dia já tinha passado pela minha cabeça, mas a que na verdade nunca dei muita atenção, era a ideia de escrever um livro, seria isso? Eu poderia usar essa história e o meu aprendizado para escrever um livro e de alguma forma ajudar alguém? Ri sozinha com esse pensamento, mas foi tipo uma piada boa daquelas que a gente não esquece. Na verdade, acabei levando esse pensamento a sério e isso começou a reverberar dentro de mim e mais uma pergunta então se fez. Caminho, Caminho meu... (rsrs). Se eu devo acreditar nessa ideia e o caminho realmente pode me responder, poderia eu continuar perguntando? Que outros sinais eu poderia receber? E quando, e se recebesse, eu iria acreditar? Não tive como evitar todos esses pensamentos, mas tentei me concentrar numa pergunta. O garrote seria a história e o livro seria a minha escolha, de transformar o que vivi em algo que não só daria continuidade à minha vida como também poderia ser útil para outras vidas?

Era mais um dia frio e úmido e nos agasalhamos bem para sair. Estávamos caminhando por umas três horas sem parar, e apesar da garoa, depois de uma longa subida, meu corpo esquentou, eu já estava relutando para fazer uma parada e retirar ao menos uma das blusas, porque sabia de todo o trabalho que aquilo me daria. Naquele trecho não encontraria nenhum abrigo para que eu pudesse parar, teria que ser ali em qualquer lugar. Resisti o máximo que pude. Avisei o Mateus que eu iria parar, para que a distância entre nós não aumentasse muito. E lembro que foi como um impulso que tive. Parei. Comecei a me desmontar. O processo era bem trabalhoso. Tirei a capa de chuva, a capa da mochila, tirei a mochila e soltei-a no chão, os cajados já estavam soltos e encostados em uma pedra. Retirei a jaqueta, que por ser impermeável também ajudava a manter a temperatura. Minha opção foi ficar apenas com a segunda pele e guardar a blusa que eu estava usando na mochila. Vesti novamente a jaqueta, fechei a mochila, coloquei sua capa, coloquei a mochila nas costas e a capa de chuva por cima de tudo e, quando me abaixei para recolher os cajados, ao seu lado estava, inacreditavelmente, outra carta de baralho. Senti algo estranho, como se eu tivesse presenciado algo sobrenatural, ou coisa assim. Era uma carta do mesmo baralho e com a mesma letra da outra, mas dessa vez estava escrito Buen Camino. Ah! Mas você pode estar se dizendo, "bom caminho" todos falam. Todos que se cruzam no caminho desejam um para o outro a mesma coisa, acredito que te contei isso. Eu poderia aqui fantasiar e te dizer que não sabemos se esse bom caminho não seria para o caminho da escrita e da produção do livro. Eu não vou te falar isso, vou apenas te contar os fatos. A primeira carta que encontrei era o 1 de paus. Se esse seria mais um sinal do caminho ou, melhor ainda, a resposta para minha pergunta, não tenho certeza, porém a carta que encontrei era a de 6 de paus. Seis garrotes. Você também entenderia como uma confirmação?

Que loucura era aquilo. Como estar jogando com o desconhecido. Talvez fosse isso, a minha vida depois do Caminho seria escrever um livro contando a minha história, contando tudo que passei. Foi um sofrimento muito grande, estava sendo, e eu precisava tomar uma decisão do que eu iria fazer, já que tinha resolvido que existiria uma vida após o Caminho. Sem dúvida seria um projeto, eu diria que até audacioso, colocar toda essa experiência, que era muito mais sensorial, em palavras. Mas ao mesmo tempo esse era um território por mim conhecido, escrever e descrever sensações e sentimentos, sempre foi a forma com que eu conseguia me resolver, me entender. Ainda que fosse através da poesia, algo dentro de mim dizia que eu era capaz.

Senti que algo mudou em meu coração, era um sentimento de que a vida podia ser melhor do que tinha sido até ali e, como estávamos muito mais próximos do fim, automaticamente uma luz se acendeu sobre uma parte da minha vida que até aquele momento eu nunca tinha olhado e que para mim era certo que não existiria. O futuro.

Um livro escrito por mim. Você consegue imaginar isso? Eu naquele momento via essa ideia como uma bênção. Uma oportunidade de seguir, de fazer algo surpreendente, depois, óbvio, de concluir o Caminho de Santiago. E hoje te contando esta história, acredite, eu ainda acho tudo incrível.

A jornada diária passou a ser cada vez mais curta, porque meus pés doíam cada vez mais. E ainda que muitas vezes fosse insuportável e que eu realmente precisasse parar, não era necessariamente um problema. Eu tomei a decisão de desistir algumas vezes e o Mateus não permitiu, então sabia que precisava respeitar as minhas condições ou limitações impostas pela inflamação na sola dos pés. Acredito que, nesses momentos, nós dois tínhamos consciência do papel na vida um do outro.

Eu aproveitava o tempo tanto de caminhada quanto de repouso para organizar as ideias, refletir sobre as mensagens e aprendizados de cada dia e para sonhar. Imaginar o livro. E uma das primeiras ideias que tive foi sobre o título. Sempre imaginei ser *As cartas do caminho*. Fazendo alusão às mensagens e ensinamentos recebidos dele, mas principalmente porque foi uma carta, de baralho, que me trouxe todas essas respostas.

Será que o Caminho responde qualquer coisa? Pensei que, se eu estivesse certa na minha reflexão e tivesse entendido a mensagem, então eu poderia, se quisesse, por exemplo, saber se esse seria um bom título? Confesso que não levei essa ideia muito a sério, eu já tinha recebido a resposta e a confirmação, pensar na possibilidade de continuar tendo essa espécie de diálogo com o Caminho era no mínimo surreal. Mas como tirar aquela pergunta da cabeça e como parar de procurar respostas. Comecei a andar lendo as placas, as pichações... muitas pessoas deixam inscritos pelo caminho, são pequenos textos, frases, mensagens pessoais, para os que não foram ou para os que partiram. Eu imaginava que lendo aqueles inscritos algo iria me tocar e responder a questões que talvez eu nem tivesse levantado ainda. Cartas do Caminho, essa era uma boa ideia? Essa era a minha pergunta-chave.

Estávamos há poucos dias de chegar a Santiago. E foi numa tarde, quase terminando o percurso do dia, e pouco prestando atenção além do esforço para chegar no albergue. Estávamos entrando na cidade, atravessamos uma avenida movimentada, e andávamos pela calçada. Uma dessas bem comuns, com árvores plantadas a uma certa distância uma da outra. E por algum motivo olhei para um galho. Eu sei. Você não vai acreditar. Vou te enviar a foto, caso demore para te encontrar. Eu a tenho também aqui comigo, a terceira carta. A primeira foi o garrote, a segunda foi da confirmação com seis garrotes. Antes que pergunte por que não o 10 ou outra carta, já respondo. Não sei. Sei que o número 6 representa o destino. Mas que carta, na sua opinião, seria a confirmação para o nome do livro? Para que eu não tivesse dúvida e nem você? Só consegui pensar num rei.

Peguei a carta e não entendi o que ela significava, não parecia ter nenhuma ligação com as outras e nem com a minha pergunta.

Decepcionou-se? Eu sim. Encontrei ali o 1 de espada com um escrito dizendo Es pada ti. Brincando com a palavra espada em espanhol. Sim, poderia pensar em muitas explicações, mas eu não queria brincar de adivinhações. Eu estava cansada e pensei que nada daquilo era real. Aquelas cartas, mensagens, livro...

Era para ser o último dia de caminhada. Faltavam 22km. No final daquele dia eu e o Mateus concluiríamos o Caminho, o que sempre me pareceu extraordinário. O maior sonho da minha vida. Também o último e o que mudou tudo. Ainda que eu estivesse sem saber exatamente o que faria dali para a frente. A emoção do final foi tomando conta, querer chegar e ao mesmo tempo não querer que acabe. Parei de pensar tanto na possibilidade do livro, ao menos não tanto como nos dias anteriores. Saímos mais cedo do que de costume, queríamos chegar para a missa no final da tarde em Santiago. Levaríamos mais ou menos oito horas caminhando aquele dia. Saímos às 7 da manhã, descontando umas três paradas para café, almoço e um possível descanso, até no máximo 17 horas estaríamos lá. Quanta emoção! O clima entre nós não era dos melhores, mas sabíamos do tamanho do que estávamos realizando e isso trazia uma cumplicidade. Ríamos e por horas chorávamos de alegria, satisfação e outros sentimentos que cada qual sabia dos seus. Caminhei cerca de três horas e meu pé simplesmente não podia tocar o chão de tanta dor.

Eu estava mancando, me apoiando tanto no cajado que meu braço também doía e não ajudava a aliviar. Fiz meu melhor esforço pelo maior tempo que consegui. Às 11h passamos por uma cidade minúscula e pedi para que parássemos. Tínhamos completado 12 dos 22km que faltavam. Por favor, vamos deixar os 10km para amanhã. Eu não consigo mais andar. Quanto a isso o Mateus sempre foi muito compreensivo e sabia que eu não fazia corpo mole, andei muitos quilômetros chorando de dor, pois eu não queria me entregar e parar, mas naquele dia cheguei no meu limite. Chegamos no albergue e só abria às 14h. Em nenhum momento ele reclamou de ficarmos esperando, pelo contrário, foi buscar comida para mim, fez massagem nos meus pés. E até me tranquilizou sobre chegar em Santiago na parte da manhã do dia seguinte, dizendo que seria ainda melhor. Felizmente o albergue era muito confortável e passamos uma tarde agradável. Além da cozinha, havia um espaço auxiliar com mesas, máquinas para café, refrigerante e guloseimas. Tinha ainda um jardim e no final do dia pudemos nos aquecer no sol que naquela estação se punha perto das 21h. No entanto, nunca íamos dormir depois das 20h. Já estávamos nos preparando para deitar quando fui a esse espaço auxiliar para pegar algo para o café da manhã, que normalmente fazíamos durante a caminhada. Havia algumas revistas, livros, jogos em uma prateleira e ali também estava um baralho que me chamou a atenção, pois era um baralho espanhol, como os das cartas que encontrei. Meu coração disparou, relembrando toda a história das cartas. Eu não conhecia esse baralho. Aqui no Brasil usamos o baralho francês, que é o mais utilizado no mundo todo. Por curiosidade, peguei e fui olhar suas cartas, são desenhos coloridos e há diferenças um tanto quanto interessantes. Era um baralho novo, as cartas estavam em excelente estado e ali no meio uma carta estava riscada. Adulterada, eu diria. Preciso te dizer, entre todas as cartas, qual era que estava transformada em um rei? Não, não era o 1 de espada, e sim o 1 de paus. Igual à primeira carta que encontrei e não peguei, que deixei no mesmo lugar. Agora estava ali. Transformada em rei. Eu tirei minhas conclusões. E você fique à vontade de tirar as tuas. Não vou tentar te convencer de nada, mas é muita coincidência.

FOTOGRAFIA 12

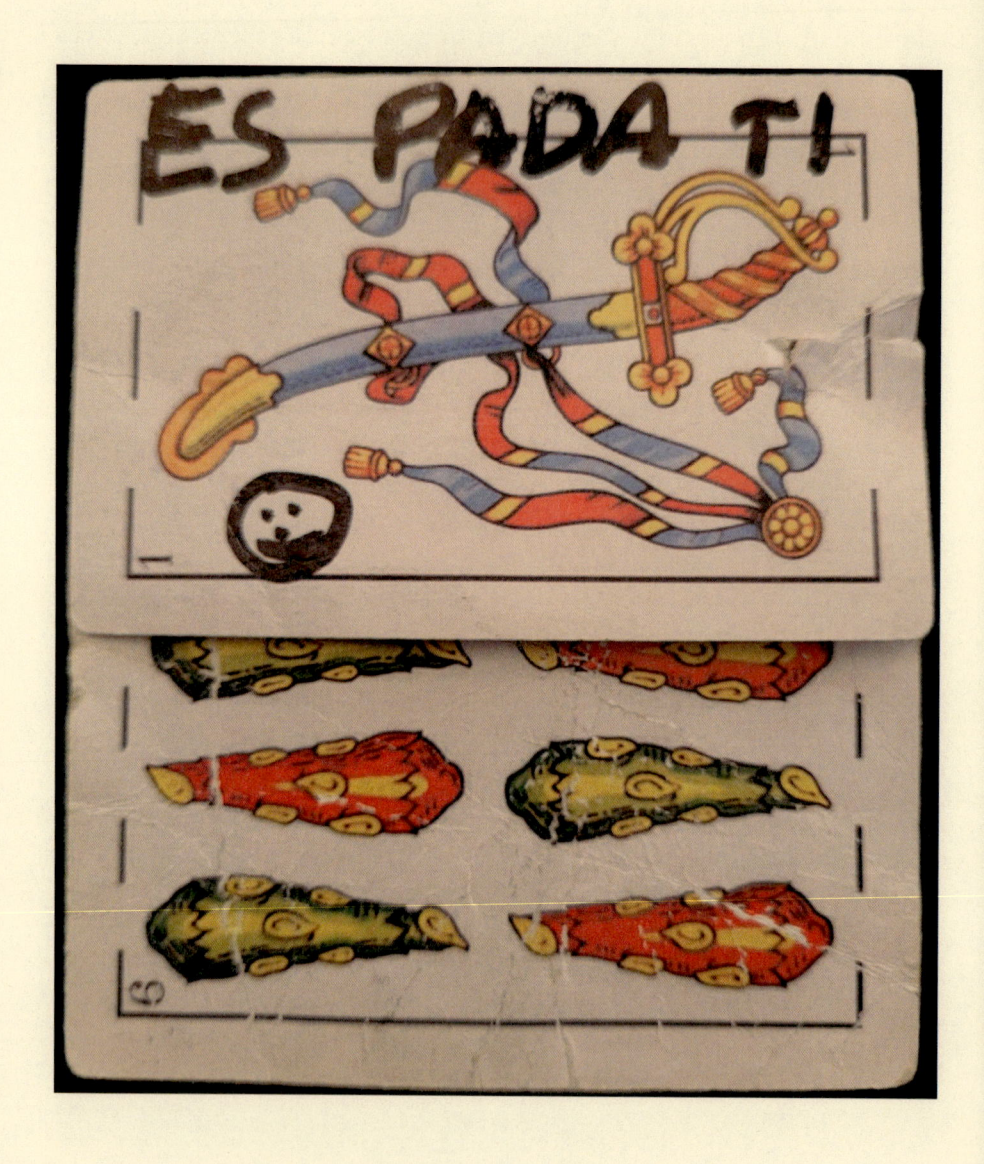

FOTOGRAFIA 13

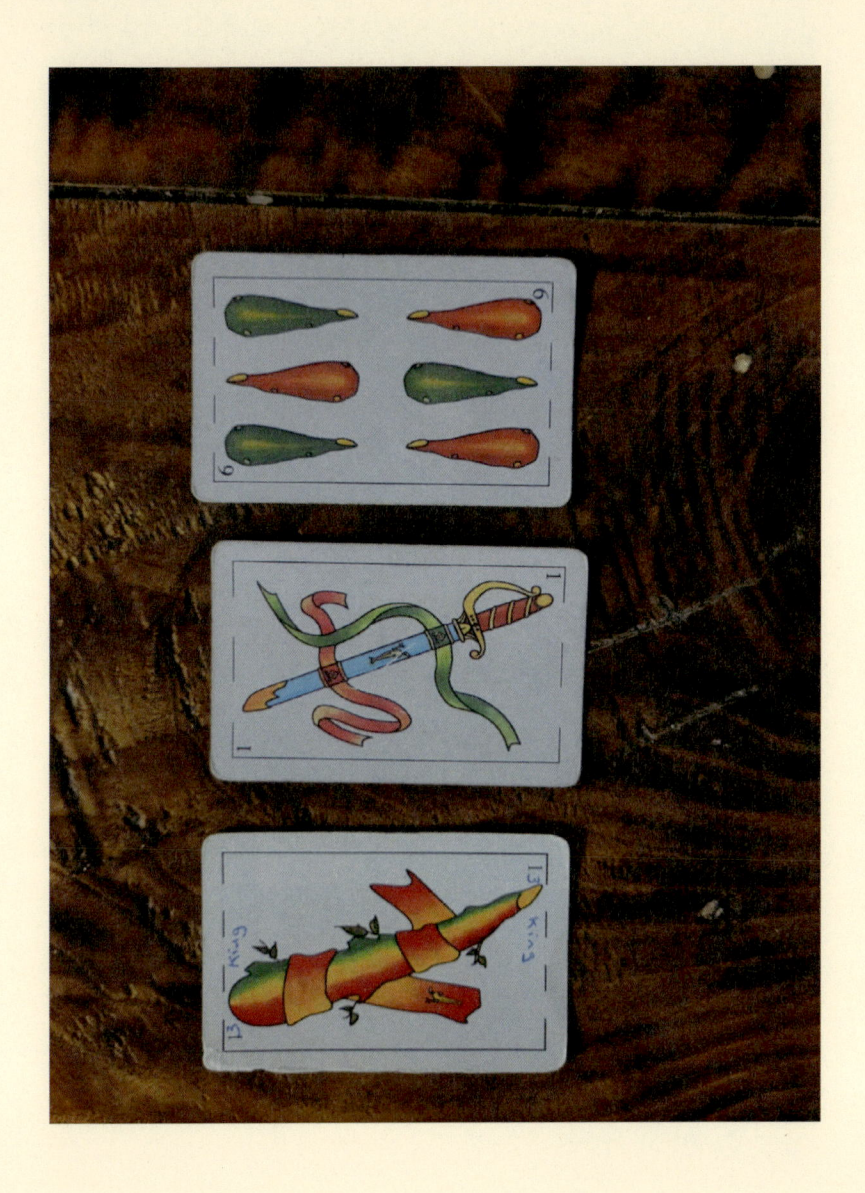

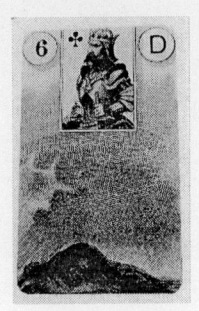

BARALHO 23

Na noite anterior ao dia tão esperado, deitei-me, mas não consegui dormir. Sabe aquela expressão: passou um filme pela minha cabeça? Foi exatamente isso que aconteceu. Eu estava tão perto de concluir a realização de um sonho, que a emoção tomou conta de mim. Todos os acontecimentos, as coisas boas e as coisas ruins, seus aprendizados, os lugares por que passamos, as paisagens, as amizades, tudo estava ali presente naquele momento. E o que aconteceria depois do Caminho? Como ficaria a minha situação com o Mateus? A nossa relação estava mais do que findada, mas o que seria da vida dele, sem trabalho, sem casa e sem família? Não tínhamos conversado sobre isso, porém, certamente, essas coisas o estavam perturbando, imagino. Se não ficaríamos mais juntos, para onde ele iria? O que faria da vida? Eu sei, são coisas que ele deveria ter pensado, quando não aproveitou oportunidade para se desenvolver e seguir com o projeto. Deveria ter pensado no futuro.

Eu estava preocupada. Ele voltaria para a cidade dele ou ficaria morando na mesma cidade que eu? Eu me sentia de alguma forma responsável por ele e preocupada com o futuro dele.

Eu não sei explicar esse sentimento. Seria alguma razão maior para nossa conexão e todas essas minhas preocupações? Poderia ser algo de vidas passadas? Um resgate? Lembrei muito daquele sonho em que ele aparecia como uma criança e que eu o teria abandonado. Seria isso? Sim, isso passava pela minha cabeça.

De qualquer forma, não existia a mínima possibilidade, na minha cabeça, naquele momento, de que que nós pudéssemos ficar juntos. O comportamento e a forma possessiva que ele tinha de me tratar, ainda que eu amasse, ainda que em alguns momentos fosse muito bom estar com ele e que ele fosse carinhoso, cuidadoso. Ainda assim, não justificava. As horas foram passando e nada do sono chegar. Senti que eu não poderia terminar o Caminho sem saber ou sem resolver a nossa situação. Estava tudo muito óbvio, mas era preciso verbalizar. Como já estava muito tarde, não podíamos conversar dentro do quarto, algumas pessoas já dormiam. Resolvi escrever.

As palavras saíam do fundo do meu coração. Tudo o que eu estava pensando e que eu gostaria que ele soubesse.

Mateus...

Independentemente de qualquer coisa.

Te amo.

Te amei desde sempre.

E seguirei te amando.

Por tudo que você representou, por tudo que vivemos.

Foi uma paixão linda, como sempre sonhei.

Não quero falar de erros e defeitos.

Nós dois temos e cometemos.

Foi sobretudo o maior aprendizado da minha vida.

Nunca pense que me deve algo. Fiz de coração.

Deus sabe o quanto isso é verdadeiro.

Eu lamento muito pensar em nossas incompatibilidades.

Eu vejo tantas e maravilhosas qualidades em você.

Tudo que você mostrou que existia em mim doeu muito. Muito mesmo.

Eu realmente nunca tinha me dado conta de que eu precisava melhorar coisas tão primordiais.

A viagem não foi o que sonhei, assim como o nosso relacionamento.

Eu esperava um pedido de casamento na frente da igreja de Santiago, também cheguei a pensar que ficaria feliz, por um milagre, de ser mãe de um filho seu... mas o Caminho foi, assim como o nosso encontro, o que tinha que ser.

Hoje acredito piamente que a vida nos dá o que precisamos para o crescimento que buscamos vindo para esta encarnação.

Você sempre será meu anjo da guarda. Te amo e sou grata por tudo. Até pelas coisas ruins, pois cresci com todas elas.

Muito obrigada por arrastar-me por esse caminho sem volta.

Serei eternamente grata a você.

Me perdoe se te fiz sofrer com meus espinhos.

Estarei sempre aqui, sempre disposta a te ajudar, conte comigo pra tudo.

Sua eterna... amiga???

Bora lá, meu parceiro.

Denise...

Eu não terei palavras tão lindas para mensurar a minha gratidão por tua existência e por tudo que me proporcionou, mas como tudo começou por uma simples frase que disse a ti...

Eu vou seguir agradecendo dessa forma pessoalmente, por mensagem e sempre que eu pensar em ti.

Nunca mais se perca, acho que o caminho te mostrou o quão forte e impagável tu és.

Quero te ver sempre sorrindo, pois tu tens um sorriso lindo e o mundo precisa disso.

Desejo do fundo do meu coração que tu encontres o cara que eu não consegui ser, e que ele te ame do jeito que tu mereces (senão, eu o arrebento kkkk).

Sério. Eu nunca vou esquecer o que tu fizeste por mim, eu nunca vou deixar de te amar e estarei sempre aqui pra ti e por ti, muito mais que uma amizade somos frutos de uma conexão perfeita que mesmo cheia de imperfeições foi a coisa mais linda e verdadeira que vivi.

Sem mais delongas, putz, me pegou no flagra chorando aqui.

Buen Camino, guerreira, e nunca esqueça disto:

Obrigado por existir.

Te amo pra sempre!!!

Aparentemente, as coisas ficariam mais tranquilas com o Mateus. Não estava resolvido, certamente ainda teríamos muito que conversar. Mas, naquele momento e até mesmo para enfrentar o final da viagem e o dia tão esperado, aquela troca de mensagens tinha me dado uma certa tranquilidade. Mas não foi suficiente para eu conseguir dormir.

Comecei a pensar nas pessoas que estavam me esperando. Pareciam estar ansiosas para saber não apenas como foi a viagem, mas algo que eu não queria falar, algo que eu não estava preparada para enfrentar. Principalmente porque eu não sabia o que falar. O que eu diria sobre o meu relacionamento com o Mateus? Isso me gerou uma angústia muito grande. O que eu iria falar se eu não sabia nada. Eu precisava de um tempo para digerir, para entender toda aquela situação.

E as horas estavam passando. Lembro que eram entre 3 e 4 da manhã. Resolvi pegar o celular e esboçar uma mensagem. Eu não poderia usar o celular àquela hora, pois o quarto estava no breu e qualquer luz iria acordar as pessoas que estavam em volta. Eu me cobri. Entrei embaixo das cobertas para poder usar o celular e comecei a escrever para as pessoas mais próximas. O que eu estava fazendo era me proteger.

Mandei a cópia dessas mensagens e disse que isso era tudo. Tudo que eu conseguia falar nesse momento. Eu estava prestes a completar aquela jornada e voltando em breve, mas que eu precisava de um tempo. Eu não sabia o que aconteceria, quanto tempo eu precisaria, mas pressentia que não iria ser fácil. Assim como não foi nada fácil enviar essas cópias.

Eu estava me expondo como nunca havia feito na vida. Algo já estava mudando dentro de mim e senti isso refletindo de alguma forma no meu mundo. Recebi em respostas mensagens de apoio, carinho, parceria e amor.

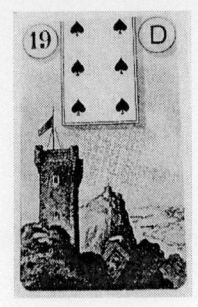

VENCEDORES 24

Dez quilômetros nos separavam da cidade de Santiago. Uma distância muito pequena perto do que já tínhamos percorrido, 769km até ali. Todas as pessoas hospedadas naquele albergue estavam na mesma emoção. Foi uma manhã bem animada. E não tinha como ser diferente, cada um em seu propósito sabia o que tinha passado e pelo que estava ali. Sorrisos alegres e Buen Camino para todo lado.

Saí do albergue chorando. Era muita emoção. Pensar que aquela teria sido a minha última noite como peregrina no Caminho de Santiago, última num albergue, carregando a minha mochila... Todos os sentimentos juntos. Alegria de chegar, tristeza por acabar, um misto de saudade do que passou com ansiedade do que estava por vir...

A conversa com o Mateus tinha me aliviado muito. Nosso bom dia foi com um abraço carinhoso, demorado e regado a lágrimas. Eu não sentia nenhum rancor ou arrependimento, eu reconhecia os meus erros e a minha parcela de culpa para que a situação fosse aquela. Eu me permiti ser tratada daquela forma e tudo que ele falou fazia sentido, afinal se doeu em mim, em algo encontrou reflexo. Olhava para o Mateus e via muita coisa boa. Ninguém é só bom ou só ruim, mas somos um pacote e precisamos aceitar e sermos aceitos por completo.

Avaliando os acontecimentos de uma forma diferente, me permiti também ouvir mais o Mateus. Ouvir inclusive tudo que ele já havia me contado durante o Caminho. Seu discurso era muitas vezes preconceituoso e agressivo.

Mas sua história de vida só lhe ensinou a ser assim. Uma criança que presencia a traição da mãe dentro de casa e se cala, pois não tinha maturidade para entender o que estava acontecendo, precisou desenvolver essa atitude para se precaver de ataques, e o ciúme excessivo era por medo de ser traído e ao mesmo tempo, inconscientemente, buscando incansavelmente por situações semelhantes, talvez numa tentativa de desta vez conseguir, por que não, uma vingança. Eu nada poderia fazer contra esse mostro que ele nutria. Porém, algumas vezes pontuei isso para ele e minhas palavras, ao invés de proporcionar reflexão, foram recebidas como ataque. Não era o tempo dele para olhar para essas questões. Eu só tinha o poder de curar a mim mesma e era isso que eu estava fazendo ali.

Você já viveu uma emoção tão forte a ponto de passar mal? Eu já saí emocionada do albergue e quanto mais me aproximava de Santiago, mais aquele turbilhão de sentimentos me desestabilizava. Passei mal e de tanto chorar fiquei sem ar. O Mateus teve que me socorrer duas vezes, pois eu me acalmava, me distraía e logo vinha a emoção novamente e a ansiedade misturada com o choro, eu não podia respirar. Depois ríamos. Ele dizia que eu não podia morrer no último dia. Nós sabíamos quantos quilômetros faltavam, porém não olhamos o mapa da cidade, não tínhamos ideia se atravessaríamos um deserto, uma floresta ou, como foi, uma cidade grande e supermovimentada. Em cada esquina poderia estar o ponto final. E isso gerou uma expectativa ainda maior. Já na entrada, havia um lugar para fotos com grandes letras montando o nome da cidade. Na hora em que vi, chorei compulsivamente. Meu pensamento era: Cheguei! Enquanto outros peregrinos tiravam fotos normalmente, eu me sentia nos pés de Santiago. Mal sabia eu que até a igreja, o marco do final da peregrinação ainda estava a uns 3km adentrando a cidade. Mas eu tinha lágrimas para todo aquele percurso e muito mais. Eu não imaginava que a emoção ainda viria me encontrar. Nesse percurso, encontramos um grupo muito grande de estudantes locais, que estavam num passeio de um dia até o centro histórico, para onde também estávamos indo. Acontece que andávamos nesse momento pela calçada de um bairro com muitos comércios e trânsito de carros, peregrinos, moradores, turistas e os estudantes. E tivemos que andar lentamente atrás daquele grupo por quase todo o trajeto. Até que entramos no centro histórico, com vielas para todo lado e eu sem a mínima noção de a que momento avistaria a igreja. A princípio eu olhava para o alto e em direção ao horizonte na tentativa de avistar a cúpula dela, mas à medida que as ruas foram ficando estreitas não era possível olhar para longe.

Meu coração estava disparado, as lágrimas escorriam em cascata, mas em silêncio muitos peregrinos foram se juntando naqueles becos, grupos dando as mãos e andando juntos. Eu e o Mateus instintivamente nos demos as mãos, vi outros peregrinos chorando, outros rezavam, a emoção estava até naquelas paredes de pedra que se afunilavam para uma escadaria que descendia, eu não precisava saber se estávamos chegando, a cada degrau que eu descia menos controle eu tinha do meu corpo, da minha emoção. Ao final da escadaria que terminava numa praça enorme, olhei para aquelas muitas pessoas que ali estavam em estado de total êxtase e por um segundo quis entender o que estava acontecendo e ao mesmo tempo adentrando a praça. Foi quando algo me fez olhar à esquerda e atrás de mim estava a imensa catedral de Santiago. Nunca me senti tão pequena e tão imensa ao mesmo tempo. Eu não era nada, num mundo tão grande. Eu não tinha feito mais do que ninguém ali. Mas eu era grande para mim mesma. Pela primeira vez na minha vida, eu senti orgulho de quem eu era. Com toda minha insignificância, minhas fraquezas, medos, meus traumas... Eu zerei a vida. Não era uma conquista. Era um esvaziamento de um conteúdo ruim.

Escolhi sentar-me do outro lado no chão da praça e apenas contemplar. Viver.

Reconhecer-me naquele novo lugar em que me coloquei.

Foram 40 dias andando, 272 cidades que cruzamos, 779km carregando minha mochila... E foi o Mateus que esteve ao meu lado a cada segundo. Senti medo, dor, chorei. Ele me protegeu, me cuidou, foi meu colo, meu amigo, parceiro. Meu anjo da guarda. Rimos, cantamos, e sim, brigamos muito. Não poderia ter sido outra pessoa. Era para ser ele. Serei eternamente grata, independentemente de qualquer coisa. A vida é o que tem que ser. Se hoje eu posso contar esta história é porque ela foi dessa forma.

FOTOGRAFIA 14

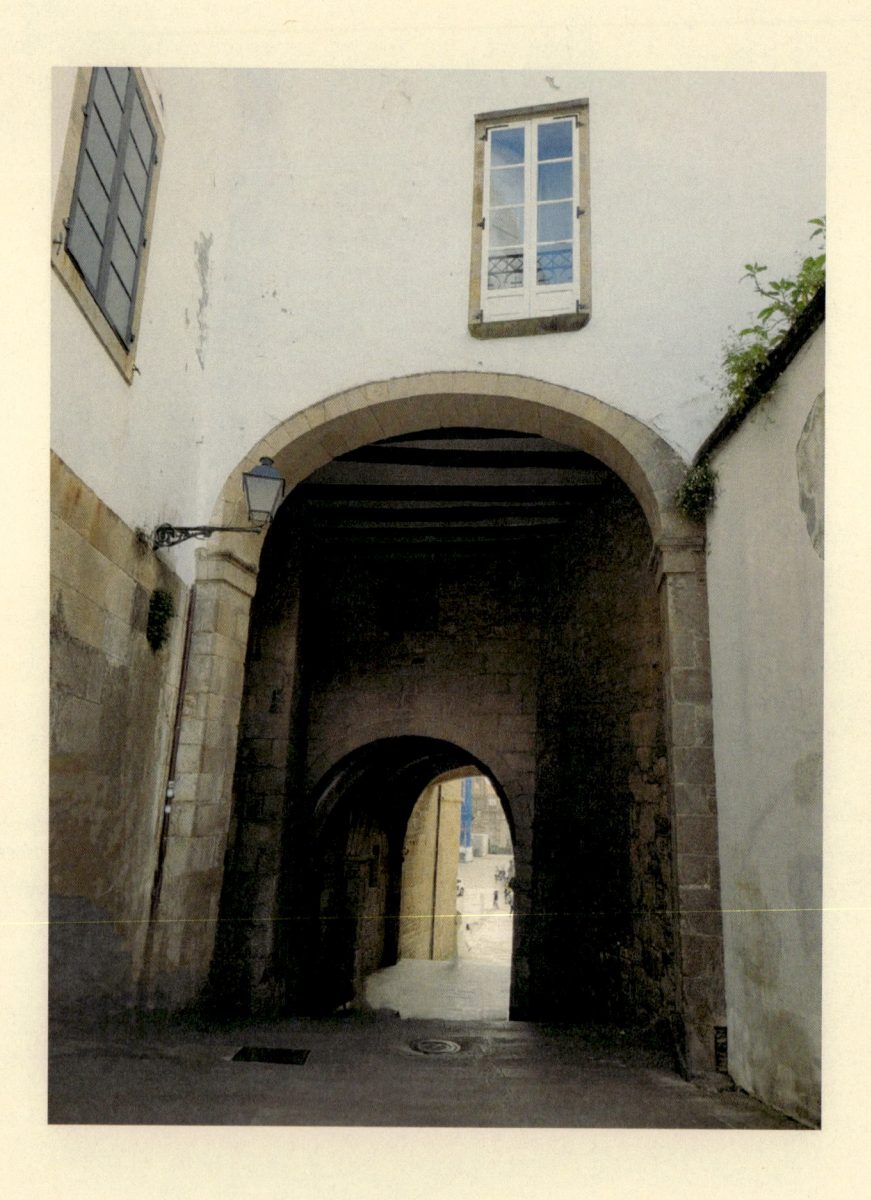

Santiago de Compostela, A Coruña, Espanha

FOTOGRAFIA 15

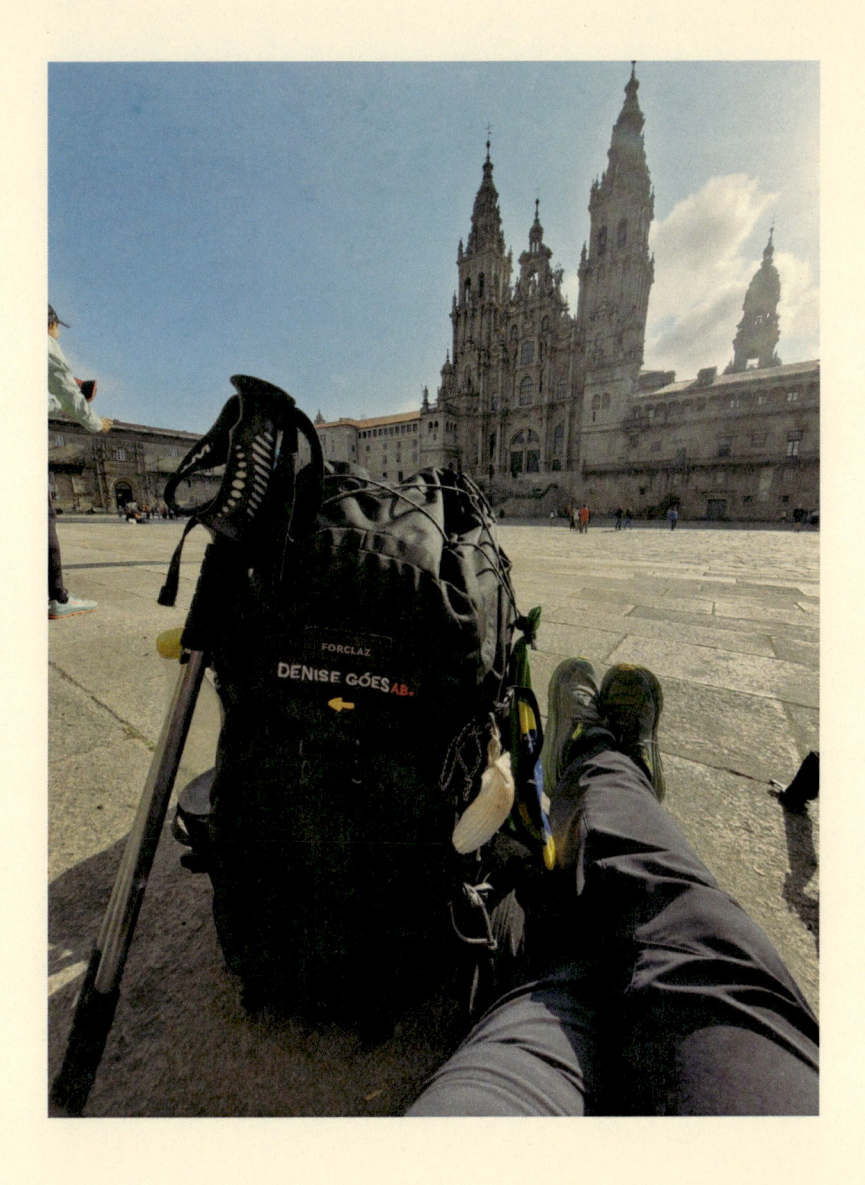

Rúa de Domingo Garcia-Sabell, **123, 15705 Santiago de Compostela, A Coruña, Espanha**

FOTOGRAFIA 16

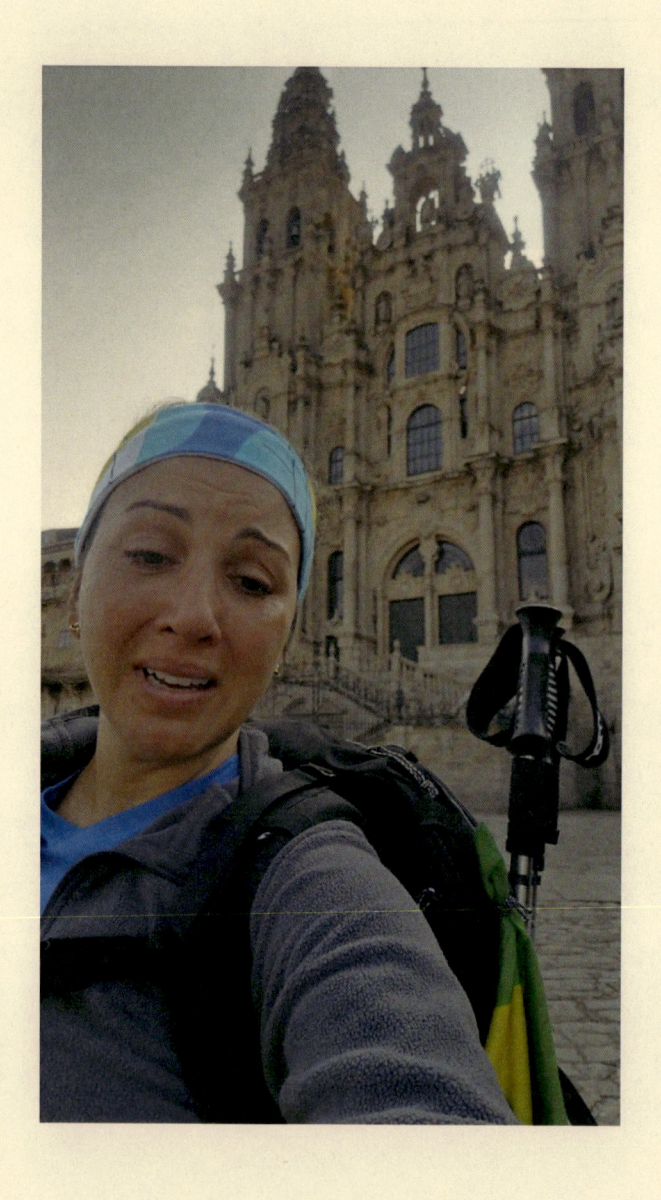

Rúa de Domingo Garcia-Sabell, 123, 15705 Santiago de Compostela, A Coruña, Espanha

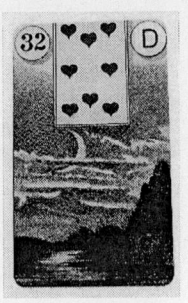

JOGOS CLÁSSICOS

25

Eu sinto vinda de você certa hostilidade.

Não teve nenhum valor para você tudo que viveu?!

Te fiz mal?!

Está me odiando e não vê a hora de tudo acabar?!

O seu comportamento demonstra isso.

Talvez você esteja apreensivo sobre o futuro ou algo que passa em sua cabeça e que eu não consigo entender.

Mas, por favor, faltam algumas horas só.

Respeito!!!

Fiz o que pude para te agradar (dentro da minha capacidade em todos os sentidos).

Me perdoe.

Tenho muitos defeitos.

Mas eu dividi o que tinha com você.

Para agora ir pra casa como se eu fosse um monstro arrogante.

Eu fico me perguntando o quão egocêntrica eu sou para achar que acender a luz enquanto eu durmo é algo abominável. Para as outras pessoas isso é normal???

Estou chocada comigo. Tenho valores e comportamentos que eu não consigo mais entender.

Eu sou um ser bizarro achando que estava te proporcionando algo incrível.

Se não pode ter gratidão, ao menos respeito.

Respeito à minha falta de entendimento com a vida em sociedade.

Logo irá embora e estará livre de mim e do meu comportamento.

Essa foi a mensagem que enviei para o Mateus na primeira manhã em Finisterra.

A ideia inicial era terminar a caminhada nessa cidade, onde fica o marco zero do Caminho de Santiago. Seriam mais quatro dias caminhando e eu não me senti em condições. Meus pés já não suportavam mais e também não vi a necessidade, me senti completamente realizada pelo que conquistei.

Porém, decidimos fazer o percurso de ônibus até lá. Foram só algumas horas até o centro de Finisterra, onde ficamos hospedados num hotel por duas noites.

Para dali ir até o local chamado Fim da Terra, onde os peregrinos participam de um ritual de desapego. Esse percurso faríamos a pé e deixaríamos os nossos pertences lá.

Depois de toda a emoção da chegada em Santiago, os ânimos entre nós só pioraram. Era como se não precisasse mais suportar seja lá o que fosse.

Mas a viagem não acabava ali. Era preciso muito chão ainda até o fim. E escrevendo isto agora me pergunto: As histórias acabam? Ou apenas decidimos parar de contá-las em um determinado ponto?

Chegamos ao hotel exaustos. Seria a primeira noite fora do que estávamos acostumados, sem a rotina. Banho em um banheiro privado, cama com lençol e travesseiro. Parecem coisas normais, mas, acredite, era estranho. Saímos para jantar sem hora para voltar, ninguém fecharia a porta ou apagaria a luz.

Ao invés de ser libertador, foi assustador. Poder fazer qualquer coisa pode ser perigoso. Entender que, mesmo sem regras, elas nunca deixam de existir.

Jantamos, voltamos e rapidamente peguei no sono. Estávamos acostumados a dormir cedo.

Por algum motivo o Mateus perdeu o sono. Quando deitamos ele estava mexendo no celular, mas isso era muito normal e tinha sido motivo de muitas discussões. Às vezes, ele vinha com um discurso de que sim, era preciso viver mais e postar menos. Largar o celular e postar nas redes sociais apenas quando houvesse tempo, sem nada mais importante..., mas era o autocontrole que dizia isso, e não sua verdadeira pulsão.

O Mateus era altamente movido a exposição. Seus primeiros passos no Caminho toda manhã era gravando vídeos de bom dia para seus seguidores, ainda que fossem poucos. Algumas vezes cheguei a cogitar que havia algum seguidor em especial para impressionar, quem saberá?

E como passava muito tempo no celular, a cena daquela noite, por mais que eu abominasse, era normal.

Assim como ter perdido o sono. Posso imaginar tudo que estava passando em sua cabeça. E não imagino que eram apenas coisas fáceis. Muita coisa estava pela frente a ser enfrentada.

Eu dormi muito rápido e não sei se ele chegou a dormir um pouco mesmo ou se passou quase toda a noite acordado.

Aconteceu que, por estar se sentindo muito ofendido, diminuído por estar ali totalmente dependente e principalmente por estar sendo cobrado, inclusive por ele mesmo, de não ter cumprido o acordo, resolveu, por suas custas, comprar a passagem de ônibus de retorno até a cidade de Santiago, de onde então voltaríamos para Madri dando início ao retorno ao Brasil.

Porém, o seu cartão de crédito estava bloqueado e eu posso entender sua angústia, mas uma passagem não iria resolver nada e muito menos aliviar o peso da culpa que estava sentindo. Sim, culpa. Eu não pretendia bancar a viagem. Não era isso que você estava imaginando, não é verdade?

Eu nunca tive a intenção de pagar a viagem, ainda que eu não pensasse em voltar, o dinheiro que eu tinha guardado poderia ser usado para realizar meu último desejo, eu tinha feito uma proposta de negócio a ele e nunca me esqueci, e ele não cumpriu nada, mas se fez de ofendido. Chegou a me jurar que um dia iria me devolver tudo.

Eu sempre acreditei na ideia de compartilhar a viagem, postar e divulgar as curiosidades e o dia a dia dos peregrinos e todas as coisas que já te contei e que o Mateus aceitou e a princípio se mostrou muito interessado, até se mudar para minha casa e, enfim, nada aconteceu e essas postagens aleatórias e sem nenhum critério ou conhecimento, e pior: sem nenhum engajamento dos míseros seguidores, não resultariam em nada.

E aí ele teve essa brilhante ideia de comprar as passagens para tentar amenizar seu próprio sofrimento, porém acabou se sentindo ainda mais infeliz e frustrado em relação à sua condição financeira.

Foi na tentativa de passar um outro cartão que segundo ele poderia ter algum limite que resolveu no meio da noite acender a luz do quarto para procurar o cartão na mala. Sem nenhum aviso prévio, simplesmente passou a mão no interruptor.

Eu dei um grito que começou no susto e terminou no ódio. Misturei todas as estações e o xinguei muito.

Achei uma tremenda falta de respeito e, como o clima entre nós estava péssimo, jurei que foi de propósito.

Ele ficou inerte me olhando. Estava em pé ao lado da cama e não disse nenhuma palavra. Senti medo. A cara dele foi de ódio e de várias outras coisas.

Conforme o silêncio dele me oprimia, mais eu soltava o verbo. Foi horrível.

Ele não falava e eu não entendia o que estava acontecendo. Naquela hora eu só conseguia imaginar que ele tinha feito aquilo por raiva de mim. Ele simplesmente virou e saiu do quarto, entrou no banheiro e eu comecei a chorar, mais uma noite.

Uma noite que terminei chorando, pois não consegui voltar a dormir.

Que sensação horrível. Não entender o que estava acontecendo e o outro não abrir a boca. Era eu perdida em minha loucura, foi isso que ele provocou.

No outro dia, ele se levantou normalmente, me deu bom dia, vestiu uma roupa, como se nada tivesse acontecido. Ele sabia ser frio.

Fomos caminhando até Finisterra. O assunto foi apenas sobre as questões acerca do Caminho.

Levamos uma pequena mochila com as coisas que iríamos deixar no ritual de desapego. Eu levei os meus tênis totalmente destruídos, símbolo do meu caminhar, minha garrafa de água que me acompanhou e me deu fôlego inúmeras vezes. As outras coisas resolvi guardar, minha concha que foi pendurada na minha mochila e as roupas, que também optei por não deixar.

Caminhamos quase todo tempo em silêncio e lá cada um fez a sua oração, seus agradecimentos e apenas tiramos fotos um do outro para ter aquela lembrança registrada.

O lugar é muito significativo e é lindíssimo.

Fiquei um tempo sentada sozinha na pedra, o mais perto do mar que pude.

Pensei que aquele momento, naquele lugar que era o ponto zero do Caminho, também chamado de "o final da terra" por ter sido por muito tempo considerado, desde os romanos, o ponto mais à esquerda da Europa a adentrar o mar, pensei que ali era a divisão do meu antes para o início do meu depois. O fim era o começo.

E ainda que esta história nunca tenha um fim, ali era um novo... uma nova vida.

À tarde, no quarto do hotel, quando ele decidiu que era o momento, explicou sobre a passagem, o cartão... E então aproveitando para comentar minha reação, que na cabeça dele não tinha nenhum cabimento, a não ser a minha grosseria, falou sobre tudo que havia passado do Caminho. Repetiu em menos de uma hora todas as coisas que me disse nos 40 dias de caminhada. Foi como um lembrete. Eu não poderia voltar para casa sem ter tudo aquilo muito vívido em mim.

Acordei gritando porque ele acendeu a luz, pois me sentia o centro do universo. Não quis saber o que estava acontecendo. Fui logo xingando. Ofendendo.

Sou egoísta, prepotente, mandona. A dona da razão sempre. Não me preocupo com ninguém, apenas comigo mesma. E esse é o motivo dos meus relacionamentos terem acabado. Esse também seria o motivo para eu não ter amigos, dos meus filhos não morarem comigo. Que eu fiz a proposta da viagem, pois nunca ninguém iria querer passar por aquilo ao meu lado se não fosse assim. Eu era uma pessoa insuportável. Minha mãe não me suportava e por isso eu recebia tantas críticas dela. Minhas irmãs por parte de pai me aceitavam por respeito ao meu pai, pois eu era inconveniente em minhas conversas e comportamentos. Os irmãos nem fingiam gostar. Eu me acreditava muito mais inteligente do que realmente era. E que eu nunca seria uma boa profissional trabalhando com pessoas. Eu não tinha empatia e não sabia escutar.

Ahhhh!!! Doeu na ferida que estava aberta. Ainda hoje algumas dessas coisas parecem fazer sentido.

Se ele viu isso, penso que em algum momento eu mostrei essas coisas. Era como se ele tivesse feito uma leitura de quem eu era em meu íntimo. Eu me via daquela forma, mas nunca tive coragem de olhar para aquilo.

Durante o Caminho fui guardando essas pedrinhas. E quando cheguei a Santiago senti como se eu tivesse construído uma ponte com elas. Uma ponte que eu precisaria cruzar para ser alguém melhor.

Agora estava tudo exposto. Eu era aquilo. E é claro que um dia ou dois depois eu não ainda não era nada melhor.

Ele falou tudo que quis. Me deu de dedo durante quase uma hora. Vi raiva, arrependimento, mas não deixei de ver o menino machucado. Agredindo para se defender. Os dois tinham razão. Só não sei o tamanho dela ainda. Cada dia eu lembro desses adjetivos que me foram dados e tento dimensioná-los e diminuí-los.

FOTOGRAFIA 17

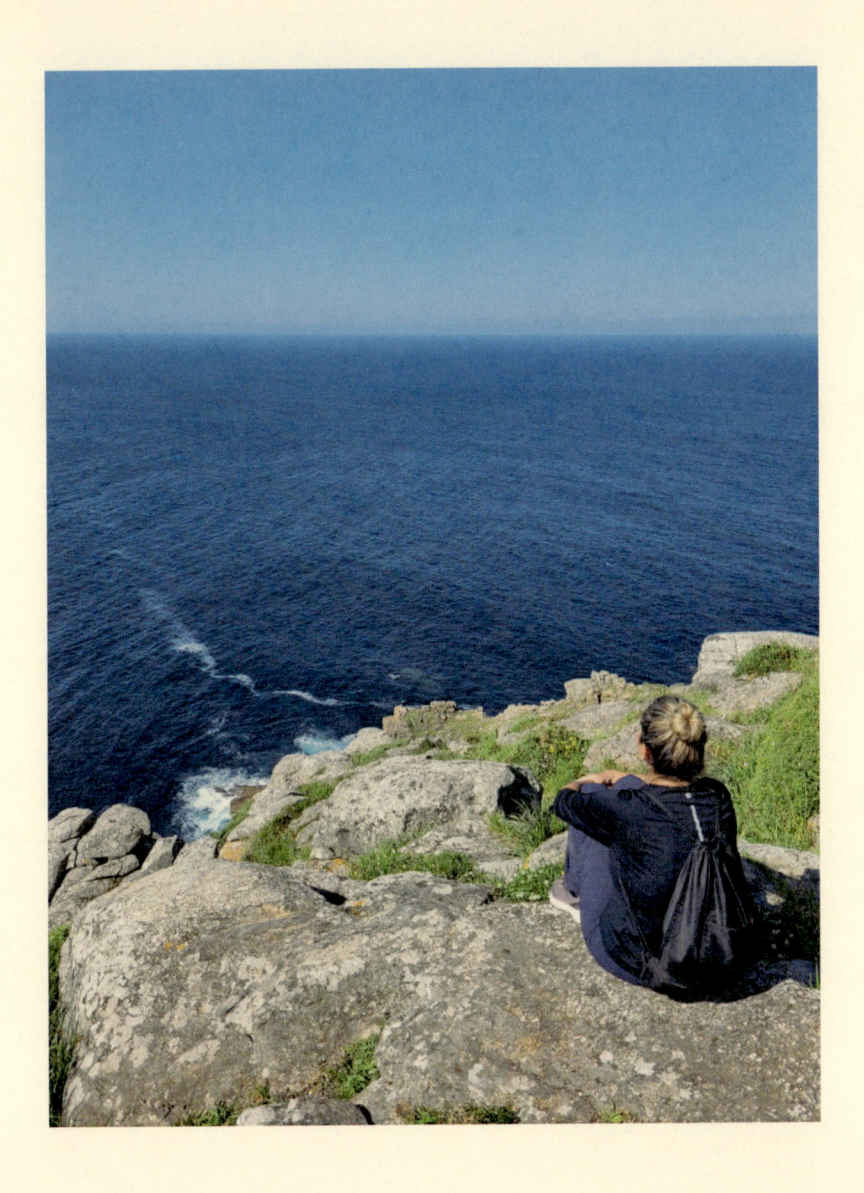

Finesterra, Corunha, Espanha

FOTOGRAFIA 18

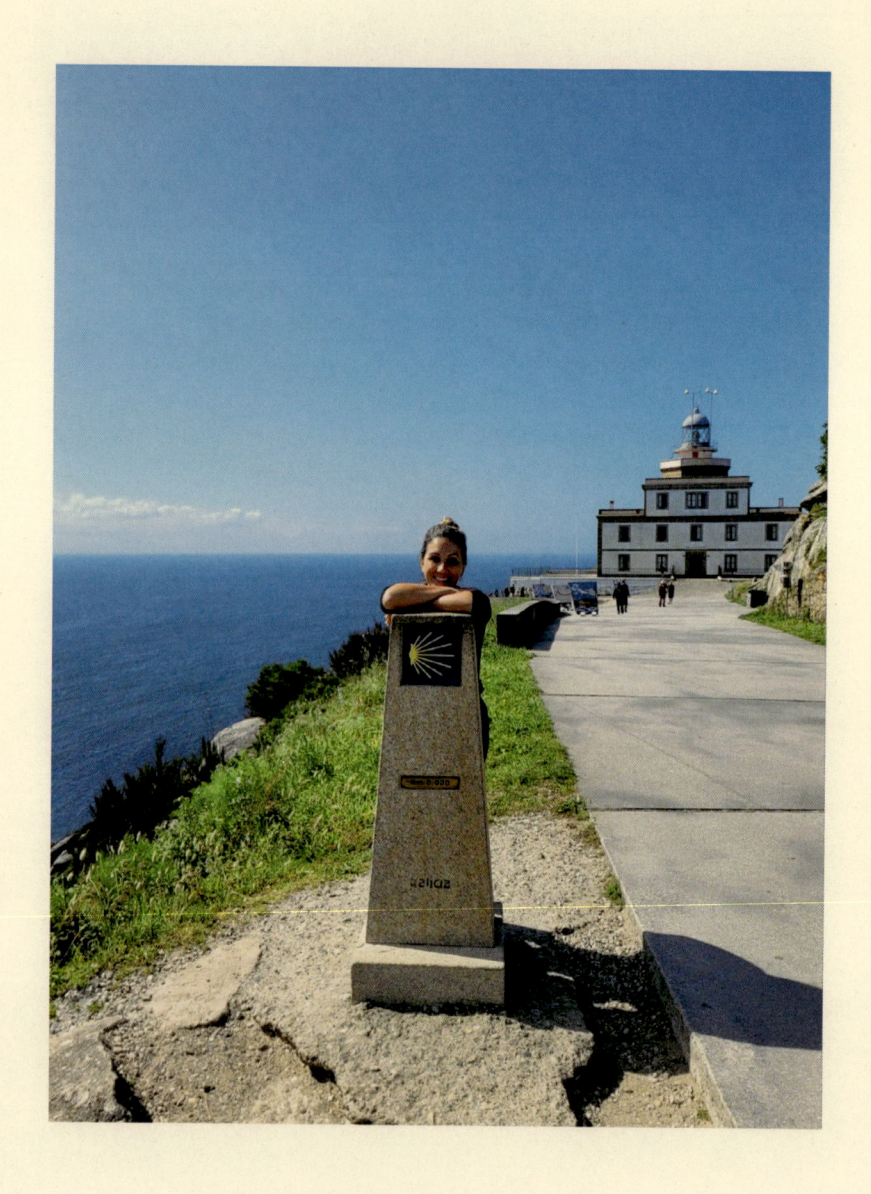

Marco Zero, Finesterra, Corunha, Espanha

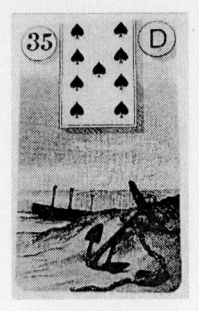

PONTUAÇÃO

26

O fim não foi uma porta que cruzei. Quase nunca na minha vida aconteceu dessa forma. Vivi pouquíssimas rupturas, mas incontáveis processos, vivo em transições, tudo acaba aos poucos, até se perder na própria memória. Mas pensando bem, posso encontrar tudo aqui em algum lugar.

Saímos de Finisterra, retornando a Santiago. De lá partiríamos para Madri e então ao Brasil.

Chegamos em Santiago por volta das 18h daquele dia e pretendíamos sair da rodoviária para jantar de forma bem tranquila, dar uma última volta pela cidade e retornaríamos, pois tínhamos acordado de passar a noite na rodoviária. O ônibus para Madri sairia às 5 da manhã. Passaríamos algumas horas num dos bancos de frente para alguma televisão ou lendo ou até mesmo dormindo. A rodoviária tinha uma ótima infraestrutura.

Seguimos o plano e às 23h já estávamos ali. Escolhemos um lugar que parecia tranquilo e confortável. As bagagens já estavam no guarda-volumes desde as 18h, carregávamos apenas uma bolsa de mão com celular, carteira e coisas básicas. Estávamos tranquilos. Voltar era algo novo. Não tínhamos muito o que conversar um com o outro, as questões eram internas.

Não muito tempo depois, um nada simpático segurança nos abordou dizendo que precisaríamos sair dali, a rodoviária fecharia às 24h.

Sabe aqueles segundo em que sua mente está tentando entender o que está acontecendo e ao mesmo tempo sendo obrigada a tomar uma decisão?

Não dá tempo de sentimentalidades, o racional precisa agir.

A decisão foi ir até o guarda-volumes retirar as malas e depois procurar um hotel, mas já pensando que seria por menos de cinco horas.

O guarda-volumes estava fechado e uma placa dizia que a abertura era a partir das 6h da manhã. Nosso ônibus sairia às 5h. O que estava acontecendo?

Já estávamos buscando um lugar para dormir. Os albergues não aceitam entrada nesse horário, hotéis mais próximos com tarifas simplesmente impraticáveis, lembrando que peregrino fica em albergue e turista em hotel. Estávamos numa cidade muito visitada. Chegamos a encontrar uma ou outra opção a mais de 30 minutos de distância. Contando ida e volta passaríamos no quarto menos de 3 horas, pagando diária cheia.

Podemos ficar na parte de fora da rodoviária, tinha uma espécie de corredor muito largo com algumas lojas que já estavam fechadas, mas estaríamos protegidos, principalmente do frio. Na rua estava uns 3°C.

Antes precisávamos resolver uma situação mais grave que era a retirada da bagagem.

Fomos atrás de um segurança. As últimas luzes estavam sendo desligadas.

Falamos a ele da nossa, aparentemente, única opção, de passar a noite no corredor de acesso e que precisávamos pegar as malas. Foi uma tremenda bronca o que ele nos deu.

Nos chamou de irresponsáveis, pois era proibido deixar qualquer item nos armários durante a noite e que os avisos estavam afixados e que tínhamos a obrigação de ler antes de colocar qualquer coisa naquele local. A chave daquele espaço estava numa sala que já tinha sido trancada e só seria aberta às 6h da manhã. Não estávamos com roupa suficiente para passar a noite naquele frio, principalmente depois dele nos informar que era proibido ficar nos corredores, pareceu sensibilizado quando nos indicou um ponto de ônibus próximo dali para que não ficássemos a céu aberto. Aqui caberiam muitos emojis com carinhas espantadas ou assustadas. Mas e nossa bagagem? E o frio? E o horário do ônibus?

Depois de expressar toda sua revolta, o trabalhador, que provavelmente iria se atrasar para chegar à sua casa, foi buscar a chave e pudemos retirar as mochilas.

Estávamos nós num ponto de ônibus, no meio da noite, numa tempe-ratura de uns 3°C, sem saber muito como lidar com aquela situação.

Era um ponto razoavelmente confortável, tinha banco, teto e paredes de vidro. Colocamos o máximo ou todas as roupas que tínhamos e não pareceu suficiente. Encontramos um posto de gasolina e conseguimos café e uns salgadinhos.

Foi uma noite longa. Não sabíamos o quanto era seguro estar ali e o que poderia acontecer se pegássemos no sono. Era a insegurança, o frio e uma situação totalmente imprevisível. Fomos vítimas da nossa própria ignorância e do nosso despreparo. E tínhamos ali novamente um ao outro para acolher e compartilhar. Ou seja, o Caminho e o aprendizado continuavam. Continuou.

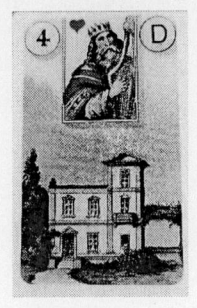

RECOMPENSA 27

Fomos recebidos de forma muito carinhosa por meus familiares no aeroporto da minha cidade. Senti uma emoção muito grande ao rever aquelas pessoas tão queridas ali novamente. Eu acreditei que nunca mais as veria.

Senti vergonha. Vergonha porque fui embora para sempre, sem me despedir, e nem poderia.

Eu estava voltando para aquelas pessoas, mas eu não era a mesma. Eles estavam felizes e eu ainda nem sabia quem eu era.

Chorei, sentindo-me uma sobrevivente.

Mas ainda não era um choro de alívio ou de agradecimento por não ter sucumbido. Era um choro de receio, medo, cuidado. Como se eu estivesse, depois de atravessar um país inteiro a pé, dando meus primeiros passos. Incertos e inseguros.

Ganhei flores.

Recebi outros presentes e um em especial me chamou a atenção. Era uma caixinha com cartas, chamada de mensagens de Deus, muito parecida com uma que comprei logo no início do Caminho, chamada de mensagens do Caminho. Cartas...

Já perguntei se você acredita em coincidências?

Estar em casa...

c.OI.sa

Objetos.
Emoções.
Lembranças de pessoas que passaram,
pessoas que se foram.
Livros que já li.
Livros que não vou ler.
Coleção de canecas.
Pelúcias, bonecas.
Tudo aqui hoje acordou.
Tudo está de olho aberto.
Me encaram e questionam.
Respostas que ainda não tenho.
Que roupas são essas?
Quem era essa pessoa que as usava?
Quem sou eu hoje
desconhecendo o meu mundo?
Nos encaramos.
Não há ruído nessa comunicação.
Esse silêncio diz muito sobre nós.

Não estranhei as coisas que estavam ali, sentia-me eu a estranha. Tudo estava no lugar certo e agora eu precisaria entender qual seria o meu lugar.

Abrir o guarda-roupa foi como abrir um baú de memórias, ou de fotos antigas de outro alguém que não era eu. Nada fazia sentido.

Coisas aparentemente simples como tomar um banho e vestir um pijama foram um evento.

Se para mim estava sendo difícil, sou incapaz de imaginar como foi para o Mateus. Ele era fechado em relação a sensações e sentimentos, então suponho o quanto foi complicado lidar com essa situação. Quem era ele ali e para o que estava voltando? Para quem?

Não tínhamos tocado no assunto. Mas ele estava muito desconfortável.

Acordei no meio da noite na minha cama. Durante cinquenta e poucos dias, cada dia havia acordado numa cama diferente, mas depois de todo aquele intenso período, era a primeira vez que acordava na minha própria cama. Foi uma sensação engraçada e acabei fazendo piada.

Opa!!! O humor ainda estava em mim. Gostei de saber disso.

Na manhã seguinte, então a conversa aconteceu. Não. Estou exagerando. Foi mais uma troca de perguntas:

— Estou procurando passagem para amanhã.

— Já?, perguntei. Por que vai esperar até amanhã?, pensei.

Ao mesmo tempo em que não via nenhum sentido em ele estar ali nem um segundo a mais, senti tristeza por ele. Perguntei para onde ele estava pensando em ir e se pensava em retornar para seu antigo emprego.

Ele me explicou que seria impossível, iria para uma cidade maior do que aquela em que estava morando anteriormente, mas dentro do seu estado natal.

Chegando lá, trabalharia em qualquer coisa para levantar um dinheiro e, enfim, seguir a vida. Tinha alguns amigos e logo arrumaria um emprego.

Como vai comer esses primeiros dias até conseguir algum trabalho e onde irá dormir?

Sou homem, me viro. Foi a resposta dele.

Meu coração se rasgou. Por que essa tinha sido sua escolha? Por que não aproveitou para fazer aquilo que havia me dito que era o seu sonho? E não honrou seu compromisso comigo? Eu tinha tantas perguntas. Mas uma doía mais que todas as outras.

Como eu poderia deixar ele ir sem me importar, se ele não tinha condições nem de comprar a própria passagem.

Eu não conseguia ficar indiferente. Ele me falou sobre seus pertences. Não eram muitos, mas vieram no porta-malas e agora pensava em deixar, pois só tinha uma mochila, a mesma da nossa viagem, e quando tivesse condições, mandaria buscar ou eu mandaria pelo correio.

Achei bem absurdo. Não possuía quase nada e ainda teria que deixar, sairia da minha casa como um andarilho. Me julgue.

Eu também me julgo. Se fiz certo ou errado, não sei. Sei que meu coração se sentiu em paz. Dei uma mala grande de viagem e mais uma mochila e acomodamos todas as suas coisas. Fiz uma transferência para a conta dele. Valor suficiente para dormir e comer por pelo menos uma semana.

Na bagagem que veio com ele, havia umas caixas. Duas para ser mais exata. Duas caixas de sapato, com coisas miúdas e uma pasta com documentos.

Ele aproveitou a necessidade, devido à falta de espaço e fez uma limpa em tudo. Fizemos isso juntos quando organizamos as roupas. Eu fui dobrando-as e ele colocando organizadamente na mala. Todo espaço era precioso.

Enquanto separava as coisas das caixas, me contava histórias desses seus guardados. E ali, do fundo da segunda caixa, ele retirou uma caixinha retangular e me disse que tinha aquilo há muito tempo, porém era novo, pois nunca tinha usado e nem sabia como fazê-lo. Peguei em minhas mãos e então vi que se tratava de uma caixinha de baralho. Espantada abri lentamente, mas tentando não demonstrar nada e aí soltei uma pergunta boba do tipo: O que é isto? Eu sabia o que era. O Mateus é que não tinha ideia do peso daquilo em minhas mãos. Ele não sabia nada sobre "as cartas do Caminho".

Mas eu sabia e não estava acreditando. Era um baralho cigano, usado por cartomantes para ler o futuro. É um baralho muito bonito. Cada carta tem um desenho e cada uma tem seu significado e, quando na leitura, vão compondo possibilidades de acontecimentos. Agora aqui, sem julgamentos, pois cada cultura tem suas crenças.

Eu agradeci, perplexa. E pedi que ele fizesse uma leitura para minha vida. Ele me explicou que não sabia ler cartas, era um processo muito mais intuitivo. Insisti.

Ele então segurou o baralho em suas mãos com muita propriedade, como tudo que ele fazia, ali também se mostrou pela postura um experto no assunto.

Naquele momento não pensei nas cartas, mas pensei em Deus. No caminho que eu tinha percorrido e principalmente na minha vida dali em diante.

Pensei nas cartas do Caminho e nas cartas que comprei, que ganhei e agora mais uma vez diante de cartas e cartas com um significado de revelação. O Mateus começou a embaralhar e eu fechei meus olhos, elevei meus pensamentos mais uma vez a Deus e fiz um pedido.

O Caminho me trouxe cartas e eu vislumbrei a escrita de um livro. Até pensei que realmente fosse uma boa ideia chamá-lo de "As cartas do caminho", mas agora, ali, pedi que as cartas me mostrassem um caminho. Uma resposta para esse pensamento, uma resposta para esse desejo que estava em meu coração.

Abri os meus olhos e o Mateus estava de olhos fechados, sua conexão com a espiritualidade era algo forte e levado a sério por ele. Nesse instante uma carta caiu no chão.

Talvez você não tenha muita familiaridade com esse assunto e eu na verdade sei muito pouco, mas sei o suficiente para te dizer que fiquei em choque. O baralho cigano é considerado o oráculo mais popular do mundo. Nunca saberei se o Mateus falou por intuição ou inventou tudo que falou e eu não dei a mínima importância, o fato de uma carta ter caído do baralho, naquele momento significava muito mais. Acredita-se que durante uma leitura, se uma carta cai é porque essa mensagem está procurando por você.

Estaria esta mensagem me procurando?

Desculpe-me, não te falei qual foi a carta que caiu.

Chama-se "A carta". Sim, você entendeu. Uma carta do baralho cigano que se chama "A carta".

Poderia eu não acreditar que essa fosse uma mensagem que estava me procurando?

Essa mensagem estava de todas as formas me encontrando.

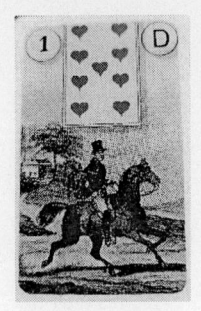

REVIRAVOLTA

Passagem comprada, malas prontas. Último jantar com Mateus. Preparei algo especial. Já está achando estranho? Eu também achei estranha a sensação de estar ali num último jantar com ele. Então, era o fim? Depois de tudo eu poderia respirar aliviada? Em menos de 24 horas tudo voltaria ao normal. Minha casa seria só minha, minha cama, minha liberdade... Mas qual seria a normalidade, se há sete meses eu tinha desistido de viver e nesses últimos meses estávamos convivendo 24 horas por dia? O normal para mim era estar com ele. Tiveram coisas ruins, sim. Tiveram também coisas péssimas. Mas foi com o Mateus que realizei meu maior sonho, foi ao lado dele. Partilhamos muitas coisas. E ele estava indo embora. O jantar foi silencioso, não porque eu não quisesse conversar, eu só estava me segurando para não chorar. Era uma emoção sem nome. Ou, na verdade, eram emoções diversas e muitas, antagônicas. Certamente eu sentiria falta de muitas coisas e por elas eu me sentia triste. Não existe uma balança, onde o sentimento se manifesta pelo resultado do que pesar mais. Infelizmente.

Terminamos o jantar e nesse clima fomos para a cama. Foi inevitável e eu não tentei nem por um segundo evitar. Carinhos, carícias... tivemos uma noite de despedida. Foi maravilhoso e só aumentou a dor do que seria, possivelmente, um adeus.

Só o sexo não sustenta nada, mas era inegável que em nossa relação era algo muito forte. Amanheceu e independentemente de qualquer coisa...

ele sempre sorria pela manhã. O bom-dia mais sorridente que conheci e o café na cama que amo. O último dia começou assim. Incrivelmente passei o dia sem conseguir lembrar de nada ruim. Tenho problemas com despedidas, já falei isso?

Olhos cheios d'água, depois do almoço lágrimas escorriam e no final do dia comecei a sentir falta de ar. Crise de ansiedade? Eu soluçava a caminho da rodoviária e ele chorava.

Ficamos abraçados em pé na frente do ônibus até o último minuto. Obrigada!!! Foi a palavra mais repetida. E mais ouvida também.

Eu não conseguia dirigir na volta. Eu chorava, tremia, soluçava... Para onde eu estava indo? Eu tinha uma casa, mas eu não tinha uma vida.

Não. Eu só tinha uma vida.

Não. Eu estava viva!!!

Sabe aquele barulhinho quando chega mensagem no celular? Olhei e era uma mensagem do Mateus. Eu não esperava. Talvez eu imaginasse que nunca mais iríamos nos falar, então fui pega de surpresa.

Ele me mandou um vídeo dele dentro do ônibus, estava aos prantos. Doeu muito o meu coração. Misturou tudo. Meus sentimentos foram colocados dentro de um liquidificador e eu não sabia o que estava sentindo e muito menos tinha certeza do que estava querendo naquele momento. Achei que queria ele de volta comigo.

Vamos consertar isso? Afff!!! Eu disse isso? Calma. Não acabou ainda. Eu estava emocionalmente abalada. Estou me justificando, eu sei.

Vou continuar a história.

Fomos conversando, trocando mensagens, ele me informando dos seus primeiros passos. Foi para casa de um irmão, o que me deixou mais tranquila. Incentivei que antes de tudo fosse mais adiante no roteiro, para encontrar seus pais na cidade deles.

Ele precisava resolver situações do seu passado, perdoar e ser perdoado, principalmente por ele mesmo. Entender que muitas situações fogem do nosso controle e que pessoas erram, inclusive nossos pais. Fiquei feliz, pois ele aceitou meu conselho.

Para minha surpresa, ao chegar no seio familiar primário, ao invés da esperada libertação e do perdão, tínhamos falado muito sobre isso no Caminho, ele simplesmente teve um surto. Trancou-se novamente em suas amarras. Ciúme, agressividade, insultos... Foi difícil eu entender que aqueles comportamentos que pude presenciar durante nossa convivência eram na verdade só a ponta de um iceberg de dor e ressentimento. Junto aos pais, ele voltou a ser o garotinho ferido e revoltado.

Nos primeiros dias lá, ele me ligava, ou mandava mensagem me xingando. Dizendo que sabia muito bem o que eu estava fazendo, que eu estava saindo com outros homens para aproveitar a minha liberdade, além de outras coisas horríveis.

E eu estava sofrendo, sentia saudade.

Achei que aquilo estava simplesmente insuportável, nada seria possível de resolver por telefone.

Eu jurei fidelidade, eu disse que aceitaria ir viver com ele lá, no meio do nada. É verdade. Eu iria. Eu me imaginava vivendo no campo, cuidando da casa e dele. Quando falei essas coisas, percebi que ele recuou. Falou que não era fácil assim, que tinha se machucado muito durante o tempo em que esteve comigo e que precisávamos de um tempo para colocar os sentimentos em ordem, e falava muito em cura. Ele sentia-se muito ferido.

Ferido a ponto de querer extravasar nas redes sociais essa dor.

Começou a postar frases de indiretas. E minha reação foi a mesma de sempre, tentar consertar. Eu tentava e ele recuava, sempre alegando que precisava se curar.

Mas continuava me mandando mensagens, dizia que sentia falta e que não conseguia parar de pensar em mim. Cheguei a questionar esse comportamento de ataque nas redes sociais. Justificou que as redes sociais não são pessoas reais, e sim para conseguir audiência, pois esse sempre foi seu objetivo e estava retomando a ideia de viver de lucros das redes.

Era confuso, pois seus textos e depois seus vídeos falavam diretamente comigo e me ofendiam.

Decidi resolver aquela situação. Tomei a decisão de ir atrás dele. Pensei em todas as providências e então comuniquei que eu iria viajar mais 1.000km para encontrá-lo. Estava impossível viver nessa indecisão. Que amor era esse que dizia amar e machucava tanto? Que por vídeo ou telefone era uma coisa e para o público era outra?

Quando falei para ele, minha expectativa era que se sentisse amado, importante e feliz.

Ele me agrediu dizendo que eu era tóxica. Que eu não tinha deixado sequer ele respirar. Que eu não parava de mandar mensagens e que era impossível ele se curar dessa forma. Proibiu-me de ir e disse que eu nem pensasse numa coisa dessas.

Juro para você que não entendi. Achei uma reação totalmente desmedida.

Em que tomei base para tomar aquela decisão de ir ao encontro dele?

Eu já não sabia. Aquilo tomou uma proporção tão grande, que minha vida era resolver o meu emocional. Ele foi, mas não saiu daqui. Transformou minha vida num inferno. Começou a postar acusações e ameaças.

Mas no particular dizia que era para ter audiência e que me amava. Quando eu quis resolver ele novamente entrou em surto.

O problema então era comigo?

Eu precisava resolver aquela situação de uma forma diferente. Entendi que ele escolhia viver na dor. Jamais acreditaria em mim e na minha fidelidade, principalmente à distância, essa era sua dor. Ele não sabia se livrar desse pensamento, e principalmente junto da mãe.

Ele agredia para se proteger, ele acusava porque era essa a sua verdade. Postava acusações para se sentir menos enganado e tentar mostrar que estava ciente da situação. Não era comigo o seu problema e então eu precisava entender que não era um problema meu.

Decidi bloquear todo e qualquer contato com o Mateus e com todos os amigos e familiares, principalmente nas redes sociais. Comecei bloqueando-o.

Contar assim parece fácil, mas foi como atirar contra um amado.

No dia do aniversário dele eu desbloqueei e mandei parabéns. Escrevi que não guardo mágoa nenhuma e que rezo por ele. Agradeci mais uma vez.

Ele agradeceu muito, disse que está sobrevivendo e que nunca irá me esquecer.

Voltei a bloqueá-lo.

Continuo agradecendo a Deus pela vida dele e, principalmente, por ter colocado o Mateus na minha vida.

Aprendi tanto. E não foi para isso que decidi viver?

FOTOGRAFIA 19

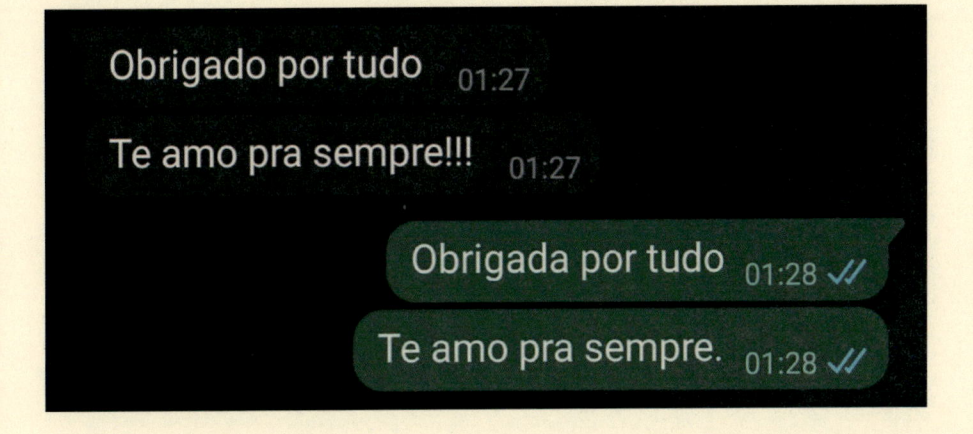

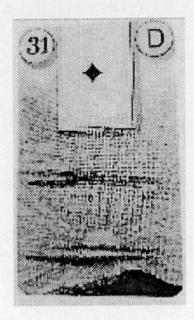

REINÍCIO 29

Esta é a última carta que te mando.

Queria te dizer que embora tudo que te contei possa ter parecido, em algum momento, uma história de amor, o Mateus não foi o grande amor da minha vida. Mas foi um amor. Foi a pessoa que me obrigou a olhar para o meu lado mais sombrio. Eu pedi a Deus por um amor e depois de tudo, depois de olhar para minhas fraquezas, reconheci em mim grandezas. Descobri então um amor, uma espécie de amor de que todos falam e que até parece fácil. Chamam de amor-próprio. Esta história também é sobre isso. Mas nunca ninguém te falou que você precisa amar tuas dores, amar teus defeitos e você só vai poder amar se realmente se interessar e dedicar tempo para eles. Só dessa forma, com esse olhar e esse acolhimento poderá se desenvolver e ser uma pessoa melhor e mais feliz para então recomeçar uma vida que parecia perdida.

Eu ainda me pergunto e me culpo pelo sofrimento que causei ao Mateus. Sim, eu sei que ele errou, sei mais do que ninguém o quanto me machucou, mas minha gratidão pelo quanto cresci é muito maior do que isso. Espero que ele tenha saído maior, que tenha tirado alguma lição de tudo isso.

Um dia desses, senti saudades. Lembrei do sorriso, do cheiro... Às vezes, vejo nas listas das chamadas recebidas, o número dele. Já criou alguns perfis falsos para me mandar mensagens. Não acredito em memórias apagadas. Mas o contato está bloqueado.

Saudade dá e passa.

Precisei de tempo para entender, assimilar os acontecimentos. Me afastei de todos, por um motivo simples, eu não me reconhecia em nada. Crenças, valores, opiniões... Eu sabia que eu não era a mesma, mas quem eu era? Eu não poderia me relacionar e muito menos contar sobre minha experiência sem entender as mudanças que provocaram em mim. Agradeço a paciência necessária nessa espera.

Percebi que somos a todo tempo traídos por nossos sentimentos. Confundimos eles com nossos impulsos, porque é bem fácil sucumbir a um impulso, mas esse é um desejo superficial. São nossos sentimentos mascarados e muitas vezes escondem, disfarçam e dissimulam sentimentos reais.

Cuidado com o que deseja é uma frase muito verdadeira. Só estaremos seguros para seguir e para tomar nossas decisões quando buscarmos profundamente o autoconhecimento e a autorresponsabilidade, que trarão junto o perdão por nossos atos e pelo que os outros nos fazem, já que nunca esteve e nunca estará sob nosso controle o comportamento do outro.

É preciso aprender a abrir mão do controle e, garanto, é muito mais fácil quando entregamos esse controle nas mãos de alguém poderoso. Quem tem o controle da tua vida? Seja qual for a tua crença. Realmente se entregue e entregue esse teu falso controle.

Preciso te alertar que você não controla nada, você só se engana e se maltrata.

Depois que entendi tudo isso, pude reavaliar toda minha realidade. Foi então que pela primeira vez olhei para a frente, pensei num futuro.

Escutei uma frase de que gostei muito e tomei ela para mim. É curtinha, mas muito significativa.

Diz assim: Eu fiquei.

Eu decidi ficar, eu decidi viver. Não estou e nunca estarei plena. Vivo em processos, alguns bem lentos, mas sempre em progressão. Entendendo meus limites e buscando superá-los.

Hoje quando me perguntam como foi o Caminho tenho a resposta. Não é o que as pessoas esperam escutar. O Caminho de Santiago não foi nada daquilo que sonhei, mas foi tudo o que eu precisava.

Voltei com algumas respostas para as perguntas que fiz e com muitas questões para as quais busco respostas.

Eu tenho curiosidade em saber o que você perguntaria ao seu Caminho. E se você acreditaria se recebesse uma resposta.

Talvez a vida seja sobre isto: fazer perguntas e ter apenas incertezas.

E dentro de tudo isso saber que sempre teremos uma escolha, uma saída.

Sei aonde quero chegar e por que quero. Sei também que para isso tem coisas que são inegociáveis.

Tem caminhos que não são atalhos, e sim desvios, e esses não podem ser escolhidos. A convicção é o que não te deixará desistir.

A morte sempre será uma possibilidade.

Já a vida são todas essas inúmeras possibilidades e o melhor, ela continua...

Sou imensamente grata por tudo. Cada passo, ainda que com dor e com toda dificuldade, me tornaram quem sou. Cheguei aqui por meu esforço e minha superação.

Cada vez que não sucumbi, venci.

Não sou mais do que ninguém. Mas sou única e por isso incomparável. Exatamente como você.

Chegamos ao fim que também é o começo.

Sinto-me preparada para sair desta história e quero ir ao teu encontro.

Você deve ter muitas perguntas para me fazer e eu quero buscar todas as respostas, ainda que não as encontre.

Podemos tomar um café e conversar?

Vida, estou pronta para te encontrar.

Denise Dotti Góes